失智症的時代

家庭與地區的重生

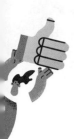

推薦序

　　吉水卓見醫師於昭和61年（1986年）在下關市繼承吉水內科，於平成4年（1992年）繼承並開設茜會昭和醫院。雖然當時下關市的高齡化人口比率約為22%左右，不過吉水醫師預測在不久後的將來，高齡者和失智症患者將會急遽增加，並因此而構築出能應對此情況的系統性醫療、照護系統，至今為止創辦有特定醫療法人茜會、社會福祉法人曉會。

　　此次，吉水醫師以近35年的臨床現場經驗為依據，出版了著作《失智症半世紀-人類社會的疾病-》。由於現在的醫療水平難以治好高齡者失智症，除了醫療、看護以外，照護也變得相當重要。

　　吉水醫師在著作中表示，失智症雖然會造成健忘，但並不會失去喜怒哀樂等感情，即使失智症周邊症狀（BPSD）發病、惡化，也不可實行拘束等行為，並且在著作中強調人性化處置以及人性照護法（Humanitude）的重要性。此外，在少子化與高齡化發生的同時，由於戰後日本社會結構的變化，獨居老人以及老老照護家庭的增加有可能與失智症的發病、惡化有關，因此在該著作當中，也有針對這些原因進行敍述。

　　日本在少子高齡化高速發展之後，由於總人口以2008年為高峰開始減少，我國迎來了人口減少時代。1997年時，65歲以上的高齡人口比例開始超過未滿14歲的青年人口，2017年時為3,515萬人，占全部人口比例的27.7%，高齡化迅速開始發展。日本總務省在2021年6月25日發佈了前年10月所實施的人口普查快報。根據該調查，截至2020年10月1日為止的日本人口為1億2,622萬7千人，與上次進行調查的2015年相比減少了86.8萬人（0.7%），並且有持續減少的傾向。隨著人口的減少，高齡化的發展情況也變得更加嚴峻。

　　雖然尚未公布去年人口普查的全國高齡化人口比率，不過下關市發表了截至今年5月31日為止的人口以及高齡化人口比率。根據該調查，下關市的人口數為255,819人，與上次進行人口普查的2015年相比減少了12,698人（4.7%），與1980年紀錄的325,478人相比，在約40年的時間內減少了7萬人（21.4%）左右的人口。高齡化人口比率雖在1980年為10.6%，不過在2000年為22.3%、2021年為35.9%，由此可見高齡化正在高速發展。2021年的高齡化人口比率為35.9%，在內閣府所公佈的全國平均高齡化人口比率的推移當中，與2040年的推定值一致，也就是說下關市穿越了時空，已經到達了20年後的日本高齡化社會。此外，伴隨著高齡化的發展，罹患失智症的高齡者也正在快速增加，預測在不久

後的將來，每5名高齡者當中就會有1人罹患失智症。

　　雖然在1970年代以前很少見到失智症的患者，不過在醫療進步後，人類變得更加長壽的同時，失智症也隨之增加，除了醫療、看護以外，照護也變得相當重要。為了應對這種情況，在2000年實施了照護保險制度。

　　日本人的死因雖以「癌症等惡性新生物」、「心肌梗塞等心血管疾病」、「腦出血、腦梗塞等腦血管疾病」為主要原因，不過在高齡化發展的現在，「誤嚥性肺炎等呼吸系統疾病」和壽終正寢的「衰老死亡」也在逐漸增加。雖然失智症在發病後只會惡化不會痊癒，不過失智症卻不會成為死亡的直接原因。然而，高齡患者即使是因為上述主要死因之疾病而進入急性期醫院住院治療，他們也幾乎罹患有失智症，所以除了醫療、看護以外，照護也變得相當必要。

　　在吉水醫師的著作《失智症半世紀-人類社會的疾病-》當中，針對迄今為止經歷過的失智症患者的處置，舉了具體的例子進行了解說。這本書不僅對從事高齡者醫療、看護、照護的職員而言相當重要，對從事急性期醫療的醫療工作者而言，也是非常有用且必讀的書籍。

前醫療法人茜會總院長　坂本久浩

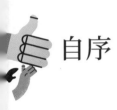

自序

　　我從大約3～4年以前就開始在我們的季刊雜誌《拂曉通知》、《時世》當中紀錄失智症。我們醫療法人茜會以及社會福祉法人曉會,參與了許多與高齡者醫療和照護等相關的工作,在失智症的問題逐年變得重要的現在,失智症成為了不可避免的情況。因此,我在每3個月發行一次的各個季刊雜誌上,每次都投稿了失智症相關的短篇論文。在第9期還是第10期發行時,自從我偶然從熟人和朋友那裡收到了他們自己的著作以後,我收到的書逐漸增加。所以我覺得自己必須要在自己罹患失智症以前留下一些相關的印刷物,便決定發行了失智症相關的書籍。然後我受到了3位人士的幫助。

　　在那3位人士當中,古川CP(臨床心理師)以及西川(行政事務兼會長祕書,每週2日)為我調查了在目前刊登的季刊雜誌中,有多少人(職員)讀過我寫的文章。結果我發現幾乎所有人都沒有讀過我寫的文章,有讀過的人只不過是一小部分而已。雖然我有點吃驚,不過這是有理由的。因為有部分的幹部(認為失智症不是什麼大問題的肉體派)覺得我的著述有點奇怪,所以盡可能地讓我的文章不太顯眼,並因此而進行了企劃(用

小字滿滿地刊登或是做成像是附錄之類的）。也就是說有隱藏的抵抗勢力存在。不過，有一小部分的人熱心地閱讀我所有的文章，並且表揚了我。

最一開始，我在有空閒的時候去了圖書館，用電腦調查「失智症」這個關鍵字後，發現約有400本的書籍發行。雖然有體驗紀錄、小說、教育書籍、醫學書籍等各式各樣的種類，不過圖書館中居然有400本失智症相關的書籍，我對此多少感到有些吃驚。但是這也有可能是理所當然的。畢竟查閱國內外的文獻的話，說不定會有10萬篇、100萬篇與失智症相關的論文存在。其次，我所執筆的文章收到了各式各樣的原因，例如不有趣、很困難、沒有閱讀的機會等。除此之外，最大的問題點說不定就是因為我自己出現在文章當中。會有種「我知道喔，就讓我來教你吧」的感覺。不過，我稍微能夠說的是，我在這2～30年間有過許多與失智症患者和其家屬接觸的經驗。而且在那當中，早期的時候，包括我自己父親的誤診在內，我確實有許多診療失智症患者的經驗。總之，有可能是因為我寫的文章在某種意義上是以「高高在上」的方式來敘述的緣故，即使我是為了讓職員們了解「失智症就是這樣的東西，所以我們要做這些事情」而執筆的，但這種方式反而會讓人有種「讓我來教你」的感覺。對讀者而言，我想這樣的敘述方式可能不太有趣吧。

　　近來，由於少子高齡化逐漸引起失智症的發生，我認爲改變社會制度和社會觀念的觀點也是相當必要的，所以在最後一期撰寫了與此相關的文章。主要是針對老人的孤立、孤獨、家庭和地區的崩潰、小家庭的社會性／文化性弊病等情況展開敘述。而且，這些情況與失智症的增加有很深刻的關係。

　　然後再追加一點，由於西川和古川的強烈推薦和建議，所以我決定將坂本醫師與醫師之間的對話（與專業稍有不同）放在最後。坂本醫師和我就讀同一所大學的醫學部，和我是同學、同學年的學生。他長年擔任附近大學醫院的輸血部長，並承擔第51次日本輸血學會總會會長的重任，在風華正茂的時期辭去了大學的職務。那時我立刻就去拜託他，聘請他成爲我們醫療法人的醫師長——總院長。總而言之，他不僅年高望重，也絕對不會對人擺架子，是能讓人們（醫師們）都能放心仰慕的存在。幫助我工作的西川、古川之所以會給我建議，也是因爲他的緣故。

　　我以在各本季刊雜誌刊登之16期以前的原稿爲參考，將文章內容刊登在這本書的後半部。由於其中也有經過大人物檢閱、刪除的部分，所以我也有放入刪除前的原文。因此，雖然也有稍微激進的一面，不過這在另一方面，多少也紀錄了眞實的情況。

　　近年來在日本，高齡者似乎每5人就會有1人罹患失

智症。而且，在少子高齡化正在發展的鄰國——台灣、韓國和中國也有相同的傾向。

　　對於我們日本人而言，特別是對於65歲以上的人以及與高齡者有關係的人而言，失智症並非事不關己，而是與我們息息相關的疾病。

　　希望非醫療相關人員也能理解這本書的內容。

吉水卓見

目錄CONTENTS

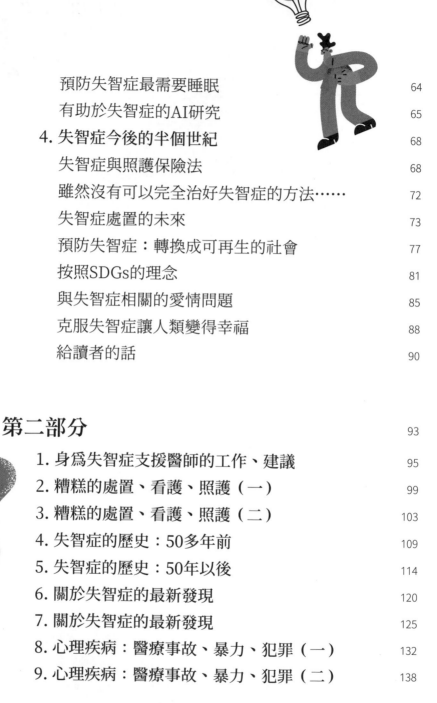

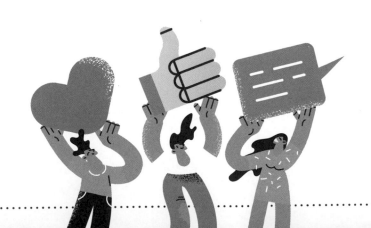

第一部分

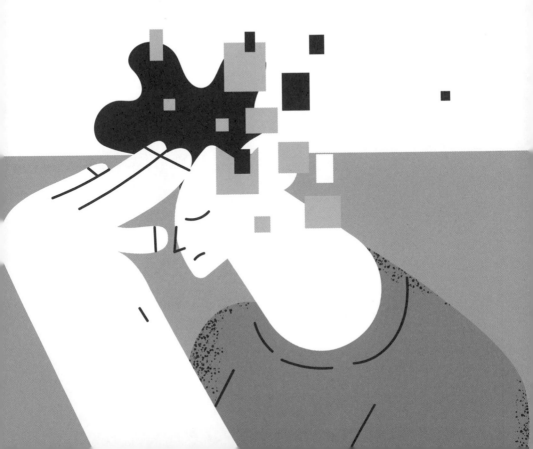

第一部分是以採訪的形式來表達。聽者為社會福祉法人曉會的行政事務人員——楊舒絢。楊小姐是來自台灣的留學生，大學時主修教育。研究所畢業後，在曉會擔任行政事務人員。她雖然不是醫療、照護人員，但她的醫療知識水平和日本人相當，日語也很流利。我以對話的形式撰寫了本書的前半部分，希望非醫療相關人員的一般人也能理解本書的內容。

　　除了醫療、照護、福祉等話題以外，我也加入了社會、歷史、文化、宗教等其他各式各樣的內容，為了讓一般讀者能夠多方面理解失智症，也在敍述上花了些心思。

1. 失智症是什麼樣的疾病？以人類學的歷史來看

吉水卓見

聽者：楊舒絢（社會福祉法人曉會行政事務人員）

失智症急遽增加！

聽者：可以告訴我您在這本書中提到失智症的理由嗎？

吉水：在現今的日本社會當中，由於少子高齡化的發展，失智症的患者也逐年增加。我認為在這50年當中，失智症患者的人數已經從100倍來到了1,000倍了。在我們醫療世界裡，雖然包括癌症、心血管疾病在內的文明病占據了大部分，不過失智症也占據了其中的一部分。根據我在圖書館的調查，與失智症相關的出版物就有400本左右，讓我實在是相當吃驚。不僅是我們這些醫療相關人員，這對全國人民來說也是相當重要的事情，所以我才會想針對失智症來撰寫書籍。

還有一點就是，我從大概3年前開始就以我所創立

的醫療法人茜會和社會福祉法人曉會的2千人以上的員工爲對象，在季刊雜誌上刊登了「失智症是什麼樣的疾病？」、「失智症需要注意什麼？」、「失智症要如何治療、處置？」等文章，不過因爲種種原因，這些文章只有少數的職員有閱覽到。因此，如果可以的話，我想以非醫療相關人員爲對象來重新撰寫一下文章的內容，並請這些人來閱讀我的文章，所以才會拜託楊小姐妳來當我對話的對象。

聽者：您說失智症患者在50年內從100倍增加到了1,000倍，也就是說這在日本全國是相當重要的課題，也是您撰寫這本書的其中一個目的對吧。還有一點就是，與其說您想將您從3年前就一直在撰寫的內容傳達給醫療相關人員，倒不如說是比較想傳達給醫療相關人員以外的人，所以才會出版這本書。

名爲「失智症」的用語

聽者：關於失智症這個用語，在我出生的台灣，目前仍在使用日本以前對失智症的稱呼，也就是帶有「痴呆」意思的用語。不過，近年來則經常使用「失智」這個用語。雖然日本目前是以失智症來稱呼，不過是從什

麼時候開始使用失智症這個用語的呢？

　　吉水：「失智症」這個用語是否眞的合適，目前仍是一個問題。以結論來說，我認爲失智症這個用語有點不太合適。比如說，我認爲應該稱呼爲「認知功能不全」、「認知功能下降」或是「認知功能障礙」才對。不過，由於失智症這個用語是由日本國政府所決定的，所以今後我們還是得使用這個用語才行。

　　我想應該也只有日本在使用失智症這個用語吧。痴呆的英文是Dementia，在西方諸國也都是採用這個稱呼。翻譯過後就是「痴呆」。之所以會訂定這個用語，是因爲在2000年左右進行了語言改良的緣故。在醫療方面，「精神分裂症」無論在日本還是全世界都是以Schizophrenia來稱呼，不過日文卻將其改稱爲「思覺失調症」。與前述內容爲同樣的理由，日本將「躁鬱症」稱作「雙相情緒障礙」。我再舉一個更流行的例子，「盲人」將失明改稱爲「眼睛不自由的人」，「耳聾」這個用語則改稱爲「聽覺障礙者」。用英文來說就是專有名詞（terminology）。與其說是語言學，從改稱的觀點來看，不如說是因爲日本有言語和言靈的這些想法。也就是言語中寄宿著靈魂的想法。受其影響，即使實際上不是這樣，也有想要以美好的語言來表達的想法存在。

　　有一個關於言靈的好例子，那就是以前有位叫作

和氣清麻呂的人。他的姊姊名爲和氣廣虫，在宮中擔任女官。和氣清麻呂承天皇之詔，前往宇佐神宮領取了神諭。不過神諭說飽受天皇寵愛的弓削道鏡不可成爲天皇，他便因此而受到了懲罰。作爲懲罰，和氣清麻呂被改名爲別部穢麻呂，他的姊姊和氣廣虫則被改名爲別部狹虫。除了以這樣的形式使用言語給予懲罰以外，也會透過更改言語的方式來讚揚。我認爲這種與言靈有關的想法，與2000年左右的言語改革有關。

2004年厚生勞動省召開了「關於代替『癡呆』這個用語的討論會」，並由名人長谷川和夫醫師擔任了討論會的委員。因爲展開了這場討論會，日本才決定更改「痴呆」這個用語。最後，政府決定將「痴呆」這個用語徹底變更成「失智症」。所以，我認爲我們也必須使用失智症這個用語才行。不過在一部分醫生當中，目前仍存在著是否眞的合適的爭論。

聽者：我認爲日本獨有的溫和的說法，也是日本文化的其中之一。

吉水：人類和動物之間最大的區別就是人類具有語言。透過語言創造了數字和時間。想要知道數字、數量就必須要有語言；想要知道時間也必須要有語言。以前曾有位大人物說過：「在空中飛翔的鳥不會爲明天的事情煩惱」。因爲人類開始思考明天會發生的事情，所以

也逐漸開始思考遙遠的將來和不久後的死亡，這時宗教和哲學就誕生了。因爲人類開始理解數字，所以所有物的數量開始增加，就其結果來說，人類開始理解貪婪和吝嗇。最後經濟學等學問也誕生了。另外，人類也透過語言來獲得了記憶。以記憶來取得做了某個行爲後會造成什麼樣的結果。當這些記憶匯集起來後，就變成了知識。人類便以那些知識爲基礎創造了文明。失智症就是會造成記憶障礙的疾病。

換個話題，這是尼安德塔人的故事。智人是指我們現代人。尼安德塔人和智人在之前曾共存過一段時間。尼安德塔人的體格和頭腦的大小較智人稍微優秀一點，會使用火，也會使用道具，不過體力等能力反而比智人來得要好。可是，尼安德塔人卻滅絕了。或許是被智人所滅絕的也說不定。最大的原因就是言語。我們這些智人和尼安德塔人的頭腦大小沒什麼差異，倒不如說尼安德塔人的頭腦要來得更大。不過因爲我們的語言中樞比較發達，所以才會凌駕於尼安德塔人。使用言語就能累積並活用知識。可以告訴自己的同伴，做了什麼行爲就會得到什麼樣的結果。甚至也能傳達給子孫。知識不斷地傳達下去，最後就變成了文明。尼安德塔人雖然也有比智人來得更優秀的地方，但卻無法建立出文明。所以言語是非常重要的。

聽者：也就是說，對人類來說言語是非常重要的，知識和文明也都是從言語開始的對吧。

吉水：所謂的失智症，即使實際上是指認知受到了障礙，但光使用「失智症」這個用語卻無法完整地表達這個疾病。在學會之類的地方，日本對於外國也是將失智症稱作Dementia，這是世界共通的語言。

常有人說「失智症的三大健忘」、或是「健忘是痴呆的開始」。關於這一點，從作為人類歷史的動物學的人類來說，我們這些高齡者偶爾遇到熟人的時候，就算記得那個人的臉，但有時也會突然忘記「那個人叫什麼名字」。即使不是失智症也會有「健忘」的時候。記得臉卻想不起名字。或是呢，舉例來說，即使用看的就能知道那個東西是什麼，但在一瞬間卻也會不清楚那個東西叫做什麼名字。我想這些事情可以說是失智症的開端。

面部記憶是非言語記憶，是從眼睛、視覺來取得臉和形狀等情報的。面部記憶是很容易記住的記憶，屬於情節記憶的一種，這種記憶迴路意外地單純。我們智人的前身，是約在600萬年以前誕生的人屬（Homo）。在那個原始人類的時代，並沒有言語和名字，有的只是面部記憶而已。原始人類人屬的世界是「吃還是被吃」的危險世界。為了生存，需要去看生物的臉部並記住那個動物是否危險。危險的話就得逃跑，而且也必須與之

戰鬥才行。要是不危險的話就能接近他，並與之成為同伴。像這樣記住臉的行為就是人類的原始行為。與此相比，以進化的歷史來看，記住名字這件事是在很久以後才發生的事情。在大約20萬年前，進入智人的時代之後，我們才開始使用言語。據說智人是在10萬年前左右才開始用名字互相稱呼的。名字的記憶是言語記憶。言語記憶會被短期記憶在大腦的海馬體裡，如名字等的重要情報則是被長期記憶在大腦的顳葉當中。名字的記憶和言語記憶是由複雜的網路所構成的。也就是說，失智症的認知與相當複雜的網路記憶有關。簡單來說，也就是失智症與海馬體、額葉的顳側還有大腦皮質等這些腦部的各處都有關係。

追溯進化的歷史後，我們可以發現現代人類智人大約在20萬年前就誕生了。智人和家庭一起居住，會使用火和道具。在那之後誕生了語言，人們開始對話，並發揮出比剛才所說的尼安德塔人更優秀的能力。類似文字的東西也誕生了。在許多族群集體生活的時候，只記住臉是不夠的，於是他們開始起名並以名字相互稱呼。大腦的迴路很複雜，只要有一部分故障，很快就會把名字給忘記。不過，面部記憶卻來得更加單純，所以記憶會保留到很久以後。

這就是記得人的臉卻想不起名字、忘記東西放在哪裡等「健忘」的開端。其他還有忘記日期，還有不能同

時進行兩種行為的情況。如果想做其中一件事，就會完全忘記另一件事。要是一邊聊天一邊前往目的地的話，就會忘記要往哪個方向才能抵達。

因為有這些事情，所以健忘就是痴呆的開始，也就是失智症的開端。「痴呆」這個用語在現在可能也不太合適。以術語（專有名詞）來看的話雖然是正確的，不過一般都是用於不好的表現。有點不太好表達呢（笑）雖然可以使用「Dementia」來表達，不過「呆子」、「痴呆」這些用語是不能使用的。

如果要定義的話，失智症是因為複雜的記憶迴路發生障礙所引起的。在醫學方面，也就是海馬體、額葉、大腦皮質這些複雜的記憶網路處於受到障礙的狀態。

■ 生理性健忘和病態性健忘的鑑別要點

	生理性健忘	病態性健忘 （阿茲海默型失智症）
健忘的內容	一般知識等	自己經歷過的事情
健忘的範圍	部分體驗過的事情	所有體驗過的事情
進展	無進化、惡化	開始進化
日常生活	無障礙	有障礙
自覺	有	無
學習能力	有受到維持	無法記住新的事情

平時的定向力	有保持住	受到障礙
感情、意欲	有保持住	易怒、意欲低下

聽者：我一直以爲是上了年紀之後才會開始健忘。不過聽到您剛才的敍述，開始使用比原始的視覺記憶更高次元的言語記憶後，由於使用的頭腦迴路增加，一旦其中一個部分發生障礙，就會開始健忘。並非是上了年紀之後才開始健忘，而是因爲年齡增長後本來就會擁有比小時候來得更多的知識，所以變得更加複雜的記憶迴路只要其中一個部分發生障礙，就會引發健忘。我可以這樣理解嗎？

吉水：是的，妳說得沒錯。再讓我稍微補充一下。在日本失智症學會等學會的定義裡，除了剛才的定義以外，也加入了「因記憶障礙而對社會生活造成某些障礙時」作爲失智症的內容。無論多麼健忘，只要在經營社會生活時沒有發生障礙，那就只是普通的忘東忘西而已。不過，要是經常發生因爲忘記而爽約的情況的話，是會給社會生活帶來障礙的。

社會的變化與失智症

聽者：人類所使用的語言與知識都在逐漸增加。人類因知識量增加而進化的這件事，是否與失智症患者數量的增加有關呢？

吉水：我認為失智症患者的增加主要是由少子高齡化所引起的。畢竟50年前的平均壽命並未像現在這樣達到80歲如此的高齡，那時的人們在達到高齡前，就已經因為其他的腦血管障礙或是癌症等原因而去世了，更何況在那之前的時代還會因為戰爭而去世。與以往不同，現在是很長壽的時代了。另一個原因則是因為以前並不會說人罹患了失智症，只會說「那個人癡呆了」而已，也不會把這當作疾病來看待。與其說是發現了失智症這種疾病，倒不如說因為發現了有許多人都罹患了失智症，患者的數量才會增加。

除此之外，我認為失智症患者的增加與社會的變化也有關聯。以前大多是大家庭居住在一起。舉例來說，要是一個家庭裡面有姓楊的人在的話，他的父母、兄弟和小孩們都會居住在一起，形成三代家庭。有時候也會有四代家庭。因為會受到照護和支援，所以我認為這種環境不太會發生失智症，就算發病了也不會在社會生活中發生障礙。

此外，失智症發病的人確實在增加沒錯。我們在學

生時代學習「失智症」的時候，有一個只屬於我們的用語「Poliklinik」，這個單字是臨床課程的意思。在這個課程中，會將精神科的患者帶到有學生們所待的地方，教授會一邊和患者對話，一邊對我們說明「這個人罹患什麼樣的疾病」。在當時，失智症被視為一種罕見的疾病。不是所謂的Common disease（普通常見疾病），而是「失智症患者就是這樣的喔」會像這樣告訴我們患者的病狀，是一種不太常見的疾病。在那個時候學到的有「是德國的阿茲海默醫師發現這個疾病的」、「這是記憶障礙所引起的」之類的事情，不過那個時候還不知道大腦網路這些東西，只學到精神病理學的東西就結束了。我們的學生時代就是這樣的感覺。

畢業後大概過了10年左右，當我在某個國立醫院擔任內科醫生的時候，就連我也到了診斷失智症患者的時代，不過當時的患者並沒有那麼多。舉例來說，就是診斷100名患者時，當中只會有1名患者罹患失智症。即使不是在大學醫院診斷，也差不多是這個數量。不過到了現在，如果昭和醫院有400名住院患者的話，其中大約3/4的患者會有各種形式的失智症。差不多就像這樣，只有數字在增加。即使失智症以前可能就已經存在了，不過當時既沒有被認為是疾病，實際的病發率也是因為少子高齡化才開始增加的。

聽者：雖然失智症是因爲少子高齡化以及社會的發展而增加的，不過相反地，如果簡化我們的生活，或是減少使用的知識量，把家庭應有的狀態恢復到傳統生活方式的話，失智症會減少嗎？

吉水：爲了減少失智症，我認爲有兩件事是必須要做的。那就是阻止家庭和地區的崩潰。家庭崩潰的話，我認爲要是能回到大家庭，失智症應該就會開始減少了。地區崩潰則是所謂的農村、偏遠地區還有寒村幾乎處於毀滅狀態，人口集中在都市，而都市當中也有許多人生活在孤立的狀態。也就是說，孤立和孤獨會增加失智症的數量。解決這些問題是很重要的。我認爲如果能像以前一樣，在山村、偏遠地區、小島、漁村從事第一產業，並且以大家庭的形式一起生活的話，失智症應該就會減少了吧。

聽者：我認爲要控制家庭的崩潰是很困難的事情。您覺得要是國家和行政能發揮力量，就能阻止地區崩潰並減少失智症嗎？

吉水：雖然我希望能夠那樣沒錯，不過這在現代社會應該是很困難的事情吧。因爲現在變成了Mob政治、衆愚政治。選舉的一票能夠決定政治家是誰，雖然這是件很重要的事情，不過當中有個稱作Mob的東西，也就是群衆心理會發揮它的作用。雖然是在古羅馬帝國發生

的事情，不過我覺得當今現世彷彿跟古羅馬民主主義崩潰前夜有著一樣的情況，我有著這樣的偏見（笑）也就是說，一票平等、男女平等、民主主義，不管說什麼都不會受到懲罰……與此相反，在某些國家當中，有些事情是連媒體都沒辦法說出口的，要是說出口的話就會被逮捕並監禁。好壞先另當別論，在那種國家可以一下子地決定並實行事情。不過在日本的話，不能種族歧視、必須男女平等，有各式各樣的制約，政治沒辦法決定事情，就連美國也是同樣的情況。有這樣的意見，也有那樣的意見，要將這些意見都統合起來是非常困難的。有一個悲傷的例子，東北大地震時大川小學的悲劇就象徵著這一點。至少得在發生事件的時候與平時分開採取行動。

90歲以上的高齡人口有一半都罹患有失智症

　　吉水：失智症在50年前並不流行，不過現在失智症可以說是普通常見疾病，已經變成任何人都有可能罹患失智症的時代了。要是50歲就會死亡的話，就不用太在意失智症了，不過要是人類能活到80～90歲的話，無論是誰都會有可能罹患失智症。在自己的家人當中，女性特別長壽。如果是這樣的話，父母未必不會罹患失智

症。正如同人們常說的那樣，2025年後65歲以上的高齡者當中，每5人就會有1人罹患失智症。

聽者：人數相當多呢。

吉水：90歲以上的高齡者，大概有一半左右的人會罹患失智症吧。因此，隨著高齡化的發展，失智症是跟所有人相關的問題。失智症是一種退行性病變。身體器官隨著年齡的增長開始疲憊，身心變得不正常的疾病被稱作為退行性病變。長壽和退行性病變是不可切割的事物，也無法斷言說只要減短壽命就能解決。

聽者：也就是說失智症並非是特殊的疾病，而是任何人發病都不奇怪的疾病對吧。

吉水：沒錯。不僅是他人的問題，也是自己的問題，更是自己周遭的人的問題。對於年輕人而言是他自己周遭的人的問題，對我們高齡者而言則是自己的問題。

2. With Dementia：關於與失智症共存

孤立與孤獨感會造成失智症

聽者：為了減少失智症，雖然我說過必須要阻止家庭崩潰等社會的問題，不過日本卻有許多不婚族。有資料顯示，23%的男性和14%的女性在50歲以前完全沒有結過婚。單身生活和失智症之間有關係嗎？

■ 國立社會保障·人口問題研究所「令和元年版 少子化社會對策白皮書」

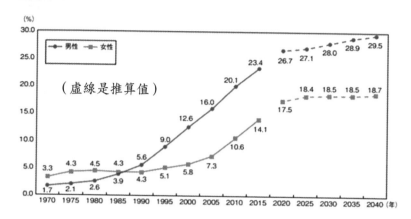

資料：1970至2015為根據各年人口普查的實際值（國立社會保障·人口問題研究所「人口統計資料集」）。2020（令和2年）以後的推算值為根據「日本家庭數的將來推算（全國推算）」（2018年推算），是45～49歲未婚率及50～54歲未婚率的平均值。
（50歲時未婚比例的推移和將來的推算）
資料來源：
https://www8.cao.go.jp/shoushi/shoushika/whitepaper/measures/w-2019/r01pdfhonpen/pdf/s1-3.pdf

　　吉水：雖然數字會因時而變，不過我想未婚率是不會減少，而是會繼續增加的。由於失智症與孤立、孤獨之間的關係牽涉到各種事情，所以我在這邊只能稍微說明一些。誇大來講的話，家庭的問題是最主要的。在智人前一階段的直立人時代，家庭就已經形成了。在直

立人成為智人的階段時，每個家庭大約有10人左右。京都大學的山極老師說，大猩猩的家庭也是由10人左右所組成的。然後，在日本的彌生時代時，掘立式住宅中約居住4～6人（平均5人），這些掘立式住宅會由3～4家聚集在一起，形成大家庭。這些家庭聚集在一起之後會形成村莊，而這種村莊似乎會被環濠包圍住的樣子。這種事情一直持續到近年。以前的村落裡會分布著本家和分家，這種情況大約持續到昭和的前後，到了昭和的後半期就變成了小家庭。小家庭在戰後迅速發展，目前大部分的家庭都是小家庭。而且小家庭在那之後也持續發展，變成了老人2人、獨居老人（1人）的家庭。雖然不能說是萬惡的根源，不過這引起了各式各樣的問題。小家庭雖然也不錯，不過在小家庭發展的階段，家庭變得七零八落了。

老家庭、獨居老人就是現代版的「姨捨山」。在家庭變得七零八落的階段，包括肉體上、經濟上、社會上的孤獨在內，我們日本人變得相當孤獨。孤獨和失智症之間的關係，可以說是孤立和孤獨提高了失智症的發病率。越是容易感到孤獨的人就越是容易罹患失智症。這與大腦的生理有關。我們的大腦是由神經細胞、神經纖維等萬別千差的各種東西所組合而成的網路，並且在這個網路當中進行資訊的傳遞。說極端一點的話，就是一旦產生壓力人就會生病。比較困難的說法就是交感神經

居優勢的狀態會一直持續下去，壓力會使交感神經系統位居於優勢並引起疾病。要對抗這種情況的話，就需要啟動副交感神經系統來安撫交感神經系統的興奮。孤獨會助長壓力，壓力則會導致失智症。

不結婚的話，首先就是不組成家庭。沒有家人的話是會感受到孤獨的。從統計學、社會學的調查中也可以看出，孤獨帶來的壓力容易引發失智症。

聽者：據說有研究表明，就算是孤獨的人，如果他的精神心理狀態能夠解決孤獨的話，那麼他是不太會罹患失智症的。如果是這樣的話，那麼即使是處於小家庭或是單身這種會感受到孤獨的情況下，可以說只要是在社會中有朋友關係的交際或者活動的人，就不太會罹患失智症是嗎？

吉水：你說得沒錯。雖然這不太常見，只不過是偶爾會發生的例子，不過如果高齡者身邊有需要花時間照顧的孩子的話，是不太會罹患失智症的。雖然不知道「需要花時間照顧的孩子」的這種表達方式是否適當，不過上了年紀的父母如果抱持著「必須支撐有疾病或障礙的孩子活下去」的這種想法的話，他們的決心是很堅定的。要是自己死掉的話，被留在這世上的弱小的孩子會怎麼樣呢？他們就會想說，自己必須要一直健康地生活才行，所以就會一直努力下去。不僅僅是疾病和障

礙，在這種情況下，認為自己必須發揮作用的人，會有比其他人更堅定的決心。懷抱著希望、宏願、大志的人們，無論是單身還是高齡，都能保持堅強的決心，所以他們罹患失智症的風險才會比其他人要來的低。不過這樣的人是相當少見的。

聽者：即使處於孤獨的情況，如果能有應對的方法，比方說有著宗教信仰的人們就比較不容易罹患失智症，我可以這樣理解嗎？

吉水：你說得沒錯。對宗教等深信不疑的人，他們的心靈會得到救贖。越是容易感到孤獨的人就越是容易罹患失智症。有著不會感受到孤獨感的堅強的內心、有著不會讓人感受到孤獨感的內心的支柱，要是有著這些能夠對自己有幫助的事物的話，我想就可以說是不太容易會罹患失智症沒錯。我認為這種情況反而跟心理學和社會的問題有關。不過，簡單來說，在大多數的日本人當中，現在沒有宗教等信仰且內心脆弱的人相當多，多數都是只有物慾強烈的人。戰後的日本人身心都變得很奢侈，而奢侈果然會與內心的脆弱相連，畢竟擁有著過大的慾望。擁有太多無法透過電視等的資訊、宣傳等所滿足的慾望，或是與能力不相稱的願望、過大的希望。

聽者：我聽說糖尿病是先進國家的疾病。失智症也

有相似的地方嗎？

　　吉水：我認為多少有一些。不過，因為失智症多少與壓力有關，所以如果貧困本身是很大的壓力的話，就不能一概地說開發中國家不太會罹患失智症吧。如果為了擺脫貧困的這份心情讓自己感受不到壓力的話，那罹患失智症的風險應該是會降低的。

失智症也有「感情」

　　聽者：和我們能感受到幸福和不幸一樣，失智症的人們也能感受到感情嗎？

　　吉水：就我們醫師以及從事失智症相關工作的專家們所持有的概念來看，失智症患者雖然會健忘、記憶也會變得貧乏，不過他們是殘留著感情的。畢竟那是為了生存下去所需的基本條件。這種食物和行為是生存所必需的，是良好的食物和良好的行為。相反地，那種食物是有毒的、是對身體有害的，那個行為對生存而言是危險的、是必須避免的行為等，這些事情是以好惡的感情殘留下來的。喜歡和討厭這種感情是會保留很久的。所以在對待他們的時候，我們經常會弄錯處置方式。基本上他們還保留有感情，強迫他們做出他們討厭的行為或是不太喜歡的行為時候，他們是可以本能地感受到這

些行為的。所以對失智症的患者而言，這是非常不好的處置方式。例如，即使是出自自己的好意，從失智症患者的視野之外，特別是從他們的背後大聲地向他們打招呼，或是催促他們做什麼行為的話，患者就會覺得被攻擊、被指責，於是他們便會本能地感到害怕。因此人性照護法是相當重要的。

聽者：為了接納失智症，我認為有必要明確認識到失智症這種疾病，在這種情況下該去哪裡就診才好呢？

吉水：雖然在50、60年前是在精神科處理失智症（當時稱作痴呆症或老人痴呆）的，不過在日本社會，有許多人都對精神科或精神病院抱有偏見，或是處於內心門檻較高的情況。我想現在也還是有許多人會相當抵抗去精神科就診。因此，現在變成要去內科的醫療機構就診了。隨著少子高齡化的發展，設立了名為「老年科」的診療科別。也就是gerontology（老年學），日文則翻譯成老年科，是特別診療老年人的診療科別，與小兒科形成了對比。而且又因為少子高齡化，有許多內科都逐漸變成了老年科。

聽者：原來有老年科這種地方啊。

吉水：沒錯。不是老人科而是老年科。不過，我認為實際上就是內科。另外在制度方面，有個名為橘色醫

師的失智症諮詢醫師制度。我也是屬於橘色醫師的其中一人。只要有失智症的疑慮，就可以去內科、精神科、老年科就診，所以我們召集了失智症專家制定了橘色醫師制度。橘色醫師除了在地方自治體展開活動以外，也會在醫院或診所進行標示。為了能讓失智症患者到橘色醫師那裡接受診療，我們以醫師會為中心訂定了制度和措施，要是所有患者都能好好利用的話那就再好不過了。

聽者：也就是說，只要身邊的人有失智症的疑慮，就可以去有橘色醫師的地方就診對吧？

吉水：沒錯。首先先診斷是否罹患有失智症，如果是失智症的話就可以繼續治療了。

在失智症患者的視野中

聽者：和失智症患者接觸時，需要特別注意什麼呢？

吉水：在失智症成為了問題之後，就出現了許多處置方法。舉其中一例來說，有個東西叫做「人性照護法」。我自己在擔任理事長的時候，一直纏著醫療法人茜會、社會福祉法人曉會說要引進人性照護法，不過因

為我實在是太過執拗了，感覺我實際上只引進了一部分而已（苦笑）人性照護法的基本方法就是使用和對方相同的視線、相同的姿勢來對待對方。具體來說，醫師和患者見面的時候，一定要以相同的姿勢來對待對方。有一點很重要的就是，因為患者的視線範圍變狹窄了，所以一定要在對方的視線範圍內和他說話才行。比方說如果從側面、後面或是上方與患者說話的話，是會讓患者感到害怕的。我們必須要理解即使我們是出自於善意地去拉患者的手或是推他們的肩膀，患者也會感受到恐懼。雖然是很簡單的事情，但是卻很難做到。即使照護人員是出自於善意，但身為動作接受方的失智症患者會不知道自己要被帶去哪裡，因而感受到恐懼。

　　正確的處置方式是幫助並溫柔地對待他們。如果不進入到患者的視野範圍內，他們是不會理解我們的意思的。以同樣的視線、姿勢進入患者的視線範圍內，讓對方可以慢慢地理解。如果可以的話，需要一邊取得對方的同意，一邊進行行為。重要的是，要讓他們能夠理解「我不會傷害也不會強迫你喔！」的這件事。社會需要去理解。這就是人性照護法的基本。除此之外也還有許多各式各樣的照護方法。

　　聽者：我認為照護設施或許會有暴力、心理虐待（惡言惡語、無視）等情況。您有什麼應對措施可以防

止這種情況的發生嗎？

　　吉水：我認爲需要去理解才行。

　　聽者：您是說去理解患者嗎？

　　吉水：會發生這種情況代表沒有確實理解該如何對待患者。最重要的就是實踐。這對看護系的人來說是相當重要的。

　　聽者：也就是說，活用研究大會等活動，一邊學習一邊理解、實踐是很重要的事情對吧。您認爲看護師和照護人員在對待患者時，最重要的事情是什麼呢？

　　吉水：我認爲果然還是得學習失智症和失智症患者的症狀、心理、行動、治療、處置、照護等方面的知識。也就是說要去理解。不過，這會發生一個很大的問題，那就是會花費許多時間。對於失智症患者而言，他們不太有關於時間的概念。不過，進行看護、照護等處置的人們卻具有時間這個概念。他們必須在工作時間內完成工作才行。因爲不是24小時都在患者的身邊，所以當他們認爲他們必須要在工作時間內進行處置，並且完成這些工作的時候，就會發生問題。雖然需要花費時間，不過照護人員只要在初期的階段和失智症患者建立起良好的關係（信賴關係）的話，在長期的照護當中，就不會發生B.P.S.D.（周邊症狀）、拒絕、反抗、逃避等

情況了，從結果來看也能節約時間。不過大部分的醫院管理人員等人都會因爲受到時間的束縛，偶爾也會出現無法實施良好處置方式的情況。設施越大就越是要優先管理才行。

　　聽者：不常聽到B.P.S.D.（周邊症狀）這個用語呢。
　　吉水：雖然一般人可能不太常聽到，不過對於失智症患者的照護人員（醫療、照護、看護人員或家人）而言，這個名爲B.P.S.D的東西會成爲很大的負擔。此外，這不僅會給照護人員帶來痛苦，也會給失智症患者自身帶來痛苦。
　　失智症的症狀本來就分成了「中核症狀」與「B.P.S.D.（周邊症狀）」這兩大類。所謂的「中核症狀」就是因腦部的神經細胞壞損而直接引起的症狀。具體來說就是以健忘爲首的認知功能下降，或是不清楚時間和地點、說不出話等的症狀。如果是失智症的話，就一定會發生這些症狀。
　　另一方面，因爲B.P.S.D.是與那個人所處的環境、人際關係、性格等種種原因所引發的症狀，所以每個人的表現方式都不同。即使同樣都是失智症，既有幾乎沒有B.P.S.D.症狀的人，也有相當嚴重的B.P.S.D.症狀的人。
　　因此，確實理解B.P.S.D.並且適當地應對、處理，對照護人員還有失智症患者而言，都是件非常重要的事情。

聽者：B.P.S.D.會出現什麼樣的症狀呢？

吉水：由於B.P.S.D.的症狀有多種樣貌，所以我無法在這裡完全敘述，不過代表性的例子就是在心理方面的幻覺、妄想、抑鬱、不安等症狀，還有在行動方面對他人身體的攻擊性、徘徊、緊張等症狀。

B.P.S.D.的其中一個症狀就是會有「東西被拿走的妄想」，據說這症狀多出現在女性身上。這是被害妄想的其中一種，是會控告他人偷走自己重要物品的症狀，大多都是說錢包、現金、存摺、寶石類等財產相關的物品被人偷走。

之所以會發生「東西被拿走的妄想」，是因為在記憶的障礙中，忘記自己把重要的東西給收起來了。然後，判斷自己找不到東西是因為被人偷走了。另外，我認為這和患者原本的性格和生活背景等社會因素有重大的關係。

當失智症的患者控告東西被偷走時，最重要的是先真摯地面對他。即使知道那是他的妄想，也最好不要否定他本人的訴求。要站在遇到困難的對方的立場上，以帶有同理心的態度聽他說話。最重要的是努力讓本人冷靜下來，因此陪他一起找東西等的行為也是相當重要的。

■ 產生B.P.S.D.的心理背景

B.P.S.D.是什麼？
Behavioral and Psychological Symptoms of Dementia
（BPSD）

・在國際老年精神醫學會所提倡的概念
・失智症患者常見的攻擊性、沉不住氣、焦躁型興奮、
　抑制力減低、幻覺、妄想、抑鬱等症狀
・與認知功能障礙相同，或者比該障礙更嚴重的日常生
　活上的障礙，成為照護人員的負擔感增大、患者早期
　進入設施治療的原因
・雖然失智症本身和認知功能障礙的改善相當困難，不
　過BPSD是有可能預防、治療、控制的，這點相當的
　重要

徘徊的情況

「該去公司了……」

「該帶狗狗去散步了……」

「想回自己的家」

　～把已經去世的父母所居住的房子或老家想像成自己
的家

「忘記自己要做什麼了……」

「要上廁所卻找不到廁所在哪裡」等等

拒絕洗澡的情況

・「脫掉的衣服會不會被偷走？」

・「不好意思讓大家看到裸體」

・「浴室裡有幽靈」

拒絕短期入所的情況

・「是不是想趁自己不在的時候外遇」

・「不想被人嫌麻煩」

■ 各式各樣的妄想與其應對方式

各式各樣的妄想	應對方式
<伴隨失智症的妄想> 東西被偷的妄想： 找不到所以懷疑「被偷走了」 誤認妄想： 把家人誤認成別人 嫉妒妄想： 「丈夫與他人同床共枕」 <伴隨憂鬱症的妄想> 慮病妄想： 「自己患了重病」 自責妄想： 「自己造成家人的麻煩」 貧窮妄想： 「繼續續這樣下去的話家計就會崩潰」	<關於東西被偷的妄想> ‧首先要去理解遇到困難的本人的心情，並對他抱有同理心～不要一昧的否定 ‧和他一起找東西～盡量讓本人自己找到 <關於嫉妒妄想> ‧注意不要做出令人懷疑的舉動 ‧理解對配偶的自卑感是來自於根本上的，和本人說話的時候要尊重他、維持他的面子

依照症狀，有時也要前往醫院或設施

聽者：和家人一起生活與進入設施，對失智症患者而言哪個會比較好呢？

吉水：這個問題沒有理想的答案，我認為基本上和家人一起生活會比較好。但是，正如同我剛才所說的那樣，如果B.P.S.D.的症狀出現相當多種，要照護患者是很困難的，另外，當失智症的症狀變成中等程度、重症的話，也會難以和家人一起生活。屆時，我認為利用醫院或設施會比較好。

失智症患者也比較喜歡和家人在一起，想要和家人一起生活、也想和家人住在一起。家人是即使不說話，只要能夠眼對眼、面對面，就能互相理解、產生共鳴的最小單位。離開家人這種行為對那些人而言是不好的，也是他們不期望發生的事情。就我們的理解而言，日落症候群等症狀就是這種情況，也就是指感受到壓力的情況。即便如此，當失智症變得嚴重後，就會發生無法行走等各式各樣的事情，屆時就必須得接受治療才行了。為了讓失智症患者能接受到適當的治療，就需要利用醫院和設施。也有訂定失智症程度的分級制度。

在照護保險方面，也有訂定：需要支援1、需要支援2、需要照護1、需要照護2、需要照護3、需要照護4、需要照護5等的照護程度。照護保險中也有規定，只要是這

樣的患者，進入設施這樣的地方對他們而言是最好的選擇。

聽者：可以接收失智症患者的設施有哪些呢？

吉水：照護保險法當中規定了各式各樣的設施。失智症的處置、治療、照護每年都在進步，也出現了新的處置等方式。特別養護老人之家和失智症的團體家屋（Group Home）等，可以透過照護保險支付酬勞的設施為代表性的設施。而且現在，又新增了更多種類。照護老人保健設施（老健）也是如此。因為失智症的患者最一開始雖然只有數百人，不過現在已經有400萬人左右了。

聽者：讓失智症患者進入設施後，他們的失智症會改善嗎？

吉水：這是一個很困難的問題，我認為要改善是很困難的。即使會很困難，我們也可以阻止或緩和症狀的發展。雖然也要看設施的應對方式，不過我認為這就是治療、看護、照護的作用。這件事基本上很難做到，有可能只能改善一小部分而已。

聽者：就我對設施的印象而言，聽說會很過分地對待患者，譬如說讓患者穿上拘束衣之類的。現在的醫院

或設施還會發生這種事嗎？

吉水：以前確實有這樣的行為。那也不是因為惡意，倒不如說是他們不清楚這樣做是不對的。因為患者做出某些行為會讓看護或照護人員感到困擾，所以才會把患者給拘束住。例如，拘束患者是因為走來走去的話會有跌倒的風險、讓患者穿上尿布等衣服是因為沒有在廁所大小便的話會很麻煩等。並不是起源於惡意，而是為了保護患者的行為。所以才會讓患者穿上拘束服或是連身服。如今，由於照護保險法也有規定盡量不要做這樣的事情，所以才會採取不拘束患者的處置方式。以目前的制度來說，即使有必須拘束患者的情況，也要確實記載其原因，並取得家人等的同意才行。正如同我多次說明過的，失智症患者增加後，如果維持以前那樣的處置的話會不太好，所以這是一點一點改善過後的結果。自從開始實踐上述的人性照護法等良好的照護方法後，現在幾乎所有的設施都沒有在拘束患者了。因此，照護的品質也急遽上升。

聽者：讓家人入院治療或入住設施時，可以對醫院或設施有什麼期望或要求嗎？

吉水：以前就連醫生也不知道人性照護法等方法，因此並不會對看護、照護的行為置喙，所以的確有過不好的處置和對待方式，不過現在已經沒有這樣的事情

了。關於家人的要求，我反而不希望他們有任何要求或是期望。由於照護的品質正在上升，我認爲交給醫療相關人員自行來處置反而會讓他們更好進行處理。我想這也是爲了入所者（患者）著想。有任何疑問的話，請務必詢問醫療相關人員。如果不方便詢問負責人的話，也可以詢問其他的人員。僅憑身爲家人的想法去做各種事情的話，當與自己所想的不一樣時，就會發生俗稱的投訴情況，這樣不僅對入所者不好，也經常會讓患者寄住的醫院、設施感到困擾。經過官方的評估，我們的醫院並沒有提供不適當的看護、照護行爲。這是因爲我們通過了名爲「醫院機能評估」的第三方評估（厚生勞動省等）審查的緣故。也有通過福祉設施等縣的評估，這和一般公司等接受JIS規格一樣。相對的，針對沒有受過這些評估的醫院、設施等處，請不斷地向他們提出要求與期望。

邁向與失智症共存的社會

聽者：當家人罹患了失智症時，其他家人該如何去接納呢？

吉水：這個啊，對家人和照護人員而言會覺得時間不太夠。由於失智症患者連續24小時都是失智症的

狀態，所以家人和照護人員變得必須要一直面對這個患者。這段時間是無限的。不過，設施的看護職員和照護職員姑且有時間方面的規定，所以可以從這種情況逃離出來。可是家人卻沒有這樣的時間，所以慢慢地去接納是很重要的。用俗語來說的話就是With Dementia，需要和失智症共存。

其次重要的就是尋求幫助。如果全部都只想靠自己來做的話，身體一定會倒下，還會發生各種不方便的事情。除了可以向專業護理人員諮詢以外，我認為尋求醫院或照護設施等處的幫助是最良好的解決方法。畢竟支援失智症患者的制度受到了法律上的認證，而且周遭也一定會有可以支援失智症患者的事物。尋求他人的幫助是很重要的事情。只能說請各位多加利用照護保險。具體來講就是接受日間看護、日間護理服務、短期入所照護等。這樣的話，當患者在進行日間看護或是日間護理服務的時候，多少可以休息（respite）一下。辦理短期入所（＝短期入所照護），讓患者1個月有2～3天寄住在特別養護老人之家等處的話，在這個期間就可以讓身體休息一下了。就常見的案例而言，在無法帶失智症患者去親屬的冠婚葬祭時，如果辦理短期入所讓患者寄住4～5天的話，既不會對其他親屬不禮貌，也能讓照護患者的人們取得短暫的休息。我們把這些處置稱作「家人的休息」。

聽者：在失智症患者急遽增加的當今，社會需要的東西是什麼呢？

吉水：社會需要去理解。必須讓社會理解有許多失智症患者這件事。不能當作事不關己，而是希望能認為這與我們息息相關。20～30年前對失智症的看法只有「失智症？好像也有這種人呢」。在開始閱讀有吉佐和子的小說「恍惚的人」的時候，雖然僅有「原來也有這樣的人啊」這樣的想法，不過到了現在，自己親近的人也有可能會罹患失智症，就連自己將來也有可能會罹患失智症。我希望社會能夠這麼想並理解失智症。總而言之就是「With Dementia」，我認為現今的社會必須要去理解這件事。

聽者：針對與失智症共存的措施，請告訴我相關的案例。

吉水：這不僅與失智症有關，更是與照護保險法有關。透過照護保險法領取配給的人，或許大多都不是失智症。實際上，作為與失智症患者共存的結構來說，照護保險法是最重要的。日本的照護保險法是當時厚生省岡光事務次官所制定的優秀的法律，我認為可以說是享譽世界的豐功偉業。不過，自從制定照護保險法，已經經過20年了。在此期間，最近開始引進了「地區整合照護」的想法。與此相同的是，對於癌症患者則有「癌症

對策基本法」。如果可以的話，我認為也可以有失智症患者對策基本法之類的法律。將來失智症患者在日本人口當中可能會有相當多人，說不定會超過500萬人。癌症的患者也有很多。最近心血管疾病的患者也增加至相近的數量，於是「中風、心血管疾病」對策基本法便誕生了。照護保險法發揮著良好的作用。

不過目前的情況超乎預期，患者的數量正在增加，依我個人的意見而言，我認為是不是能補充些什麼呢？根據國際醫療福祉大學池田俊也教師等人的估算、研究，花費在阿茲海默型失智症醫療和照護方面的成本，最多為每年12.6兆日元。考慮到國家預算約為100兆日元這件事後，我對這個估算嚇了一跳。失智症就是這麼在日本的社會中蔓延的吧。

聽者：為了打造出即使大家罹患了失智症也能感到安心的社會，我們需要做些什麼呢？

吉水：日本是法治國家，以法律規定了許多事情。在像日本這樣的法治國家當中，無論好壞都沒有實踐這些事情的國家。我認為和照護保險法一樣，應該要有失智症患者照護支援法之類的法律會比較好。雖然由對法律不熟悉的我來說實在是非常過意不去，不過我認為不應該制定永久性法律，因為社會的變化相當激烈，所以我認為制定出經過5年或10年便可以修改的限時法會比較

好。這裡舉出一個很小的例子，之前曾流行過名爲O-157的食物中毒。當時針對O-157的對策而言，有著醫院等處的供餐設施必須將烹調過後的部分食材材料保存2個星期的規則。因爲是2個星期，所以要保存14天×早中晚3次的食材（42次），因此必須得準備大型冷藏庫才行。當這規則一旦持續下去，就會出現既得利益這種東西，冷藏庫公司便因此而受惠，不過針對是否需要採取這種措施，我認爲這還有待商榷。許多法律都會發生這樣的事情。一旦持續下去便會出現負面的一面。然後，當天災等大災害、瘟疫或是事件發生的時候，必須得盡快實施超法規之措施才行。不管是好是壞都要抓緊時間，在這種情況下就必須短期實施。我認爲法律應該不時修改，如果能制定限時法或者加入5年後必須進行修改的條件，這樣或許會比較好。（針對法律的相關事項，由於我並非法科出身，以上敍述或許會有錯誤的地方。）

3. 朝著克服失智症：大家庭、第一產業、情報技術

負面的小家庭時代

聽者：我們剛才談到家庭或地區社會的崩潰是否會造成失智症的增加，那麼如果要阻止家庭崩潰的話，我們需要怎麼做呢？

吉水：首先要先去了解歷史。我們一開始是動物，之後才進化成人類。由於生物的起源以及地球40億年的歷史相當宏偉、壯大且漫長，所以我認為至少需要了解智人時代的歷史、人類學以及民俗學，這點是相當重要的。接下來我想針對最近進化歷史的好和不好來進行敘述。

關於家庭，根據靈長類研究者等人的說法，在智人之前的直立人時代中完成的就是家庭這個單位。無論食物、食材、生產和集團的規模如何變化，家庭這個社會單位始終是基本的社會組織。家庭有著建立在彼此同理心基礎上的信賴關係，透過面對面來創造交流。據說人類不使用言語也能互相共感、共鳴、理解，集團的規模大約在15人左右。這單位和我們大約100年（大正、昭和

初期）前的大家庭是相同的。也就是說，從大家庭演變成小家庭是這近100年左右的歷史。持續了數十萬年的家庭單位演變成小家庭、獨居老人／孤立老人是近100年左右的事情。這在中國、韓國、歐洲應該也都差不多吧。

聽者：您說得沒錯。光看台灣的話，別說是100年了，說不定連30年都不到。演變成小家庭是最近才發生的事情。

吉水：調查我們的古遺跡便能發現一些事情。雖然在下關也有土井濱遺跡，不過我們在古遺跡中發現了有障礙的人的遺骨。在集團當中有著身體障礙，比方說腳有殘疾而無法行走的人們，他們在原始時代是真的無法生存下去的。

不過，集團卻會養育那些人。這是因為建立信賴關係，產生共感、共鳴的集團就是所謂的家庭。據說大猩猩集團的平均規模也在10～15隻左右，和人類家庭的規模一致，不過日本獼猴和黑猩猩則採取了不同的集團型態。人類的集團即使有著複數的家庭也能產生共鳴，這點與大猩猩不同。這個家庭和那個家庭聚集成一個集團，並創造了家人和同伴（部落＝村落）。當這個集團的成員變多時，言語就在溝通中起到了很大的作用。他們隨著語言的發達、語言和文字的發展而相互認可，獲得認知、理解、共同／合作等觀念，逐漸擴大集團的規

模。我們把這稱作爲社會。開始可以表達集團的意思，也就是傳達集團的意志（偶爾也會發布命令）。就不好的另一面來說的話，他們會發表仇恨言論、談論抗日事情，更糟糕的是會發動戰爭和控制其他人。不管怎麼說，智人辦到了從家庭的集團來壯大集團這件事情。目前人類傲慢地稱霸了整個地球。

在江戶時代的日本，走路的範圍基本上就是自己的世界觀。明治維新後，交通和通訊的手段迅速發展，使近距離交流的作用大大減退。

聽者：隨著交通網路的發展，移動變得相當簡單，即使不見面也能用電話說話了。

吉水：是啊。所以家庭開始變得疏遠，這也造成了家庭的崩潰。人們不再碰面、互相打招呼，逐漸失去維繫信賴的感情——共感。照片、聲音、影像、媒體等開始發展、介入，即使在家庭當中，父母、兄弟、姊妹之間的共感也在逐漸減少、消失，然後現代人就走上了孤獨的道路。這就是小家庭的問題點。最後抵達的就是獨居老人這個問題。就連生育、養育孩子的老人，最後也變成了獨居老人。

大家庭能拯救失智症

　　吉水：人類實際上和類人猿稍有不同，有多產的特徵。一個雌性（女性）實際上可以生產7~8人。智人具有多產的特徵，因此數量才會不斷地增加。雖然這樣說可能不太好，不過即使生產了許多孩子，不適應環境的孩子還是會很快就死去。從某種意義上來說，人類確實是以隱性基因消失的形式來發展的。不過，到了所謂的發展過的文明社會後，不僅僅是不孕，也開始實施避孕、墮胎等行為。這些事情不僅不會受到譴責，禁止墮胎的天主教反而才會受到批判。智人家庭要在少子高齡化的時代生存變得相當困難。現代的文明社會，也就是在交通和通訊革命、經濟優先的這個社會，彷彿就像是要解開家庭之間的情誼而運作著。因為比起近親和鄰居之間的關係，會更優先自己的生活方式。雖然想法會因人而異，不過隨著我們所說的文明、文化、科學、經濟、產業的發展，可以說是這些事情正在造成家庭、一族的崩潰，遺憾的是醫療的發展也在這方面起到了一定的作用。

　　因此我們得出的結論就是，讓我們回到100年前擁有共感的家庭原點，即使人類不使用言語，也能面對面進行交流，並建立出基於共感的信賴關係的10～15人大家庭集團。

這樣的話，各個家庭之間就可以共同撫養孩子、共同生活，也可以吵架或是調解家人的爭吵。除此之外還可以一同感受悲傷、痛苦、喜悅、快樂，也能照護家人。可以知道嬰兒的誕生以及家人的死亡。以前的人將這稱爲生、老、病、死。了解「生老病死」的話，孤獨、孤立應該就會減去一半吧。

雖然我說了很多，不過爲了阻止家庭的崩潰，即使現在無法馬上回到我們人類長年以來的大家庭制度，爲了回歸這個制度而努力也是必要的事情。

聽者：您說得沒錯，能回到大家庭的話說不定是最好的。

減少失智症

聽者：和家庭一樣，地區也會崩潰。我們該怎麼阻止地區的崩潰呢？

圖4-1　各產業就業人數的變化（第一～第三產業）1951年～2020年平均

図4-1　産業別就業者数の推移（第一次～第三次産業）　1951年～2020年
年平均

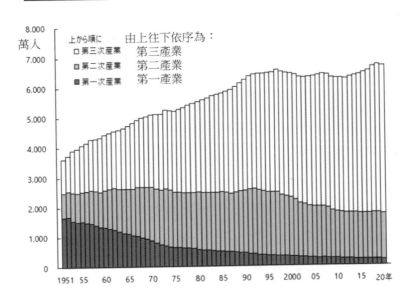

勞動政策研究、研修機構：各產業就業人數的變化（第一～第三產
業）1951年～2020年平均
資料來源：
https://www.jil.go.jp/kokunai/statistics/timeseries/img/g0204_01.png

　　吉水：我認為要阻止地區的崩潰的話，應該要和大
家庭制度一起再生第一產業。在江戶時代的日本，從事
第一產業的人們占人口的8成。剩下的是武士、町人、
宗教者、技術人員、工匠等職業、擁有技術、製作東西
的人，這些人全部約占20%左右。第一產業（農業、林

業、漁業、採礦業等）與地區密切相關。沒有土地、地面、山林、湖水、大海的話，無論是農業、林業還是漁業，這些通通都辦不到。不過在這100年間，日本的第一產業開始衰退了。在現今的日本從事第一產業的人，應該只有10%以下吧。在第三產業工作的人則占80%左右，和以前相較之下比率來得相當高。雖然這被世人稱爲發展、進步、進化，不過真的是這樣嗎？

據說，全球規模的糧食危機即將在未來幾十年內發生。日本即使在這10年到20年間下跌，大概也還是經濟大國的第3、4、5名左右吧。可以想方設法用錢解決這件事。可是，到了2050年代，糧食危機將變得更嚴峻，據說那時的地球人口將達到100億人。要養育那麼多人口是相當辛苦的。甚至會發生禁止食物進出口的情況。據說日本的糧食自給率約在30%～40%左右，60%～70%都依靠進口。等到糧食危機後才開始慌張，早已爲時已晚。不過，總覺得現在的日本到了那個時候會很張皇失措。看看現今的日本，這世界是不是變成只考慮1年後、2年後的社會了呢？至少說起百年大計等事的時候，就會被「全部反對」而無法做出決定。爲了因應4、50年後發生的糧食危機，我認爲必須再生第一產業才行。第一產業基本上與地區密切相關。因此，必定得朝向阻止地區崩潰的方向邁進。

抑制失智症

聽者：請告訴我社會處方。

吉水：關於社會處方，有些事情想對身爲一般人的讀者說一下。處方這個用語本來的意思是醫生寫出處方箋後給藥的這件事情。我認爲社會處方則是對心態和生活方式的處方。高齡者變得孤獨後將孤立無援，失去生存的意義，不知道哪裡才是自己的容身之處。社會處方就是爲這些人帶來社會生活上變化的處方箋。

不知道自己今後該怎麼辦、不知道該做些什麼，對具有這些想法的人們提示該如何進入社會生活，並進行援助。例如，假設某個人喜歡觀賞漂亮的花朵。如果是這樣的話，就介紹他去園藝俱樂部，並督促他致力於這個地方。喜歡跳舞的話就介紹他去舞蹈教室。對於失去信念而不知道該怎麼活下去的人，就勸他去宗教吧。向他說：「耶穌基督是這麼說的、釋迦牟尼是這麼說的。」雖然日本也有像奧姆眞理教這種不好的新興宗教，不過大部分的新興宗教都還不錯，而且我認爲流傳已久的基督教、佛教、神道是可以拯救人的內心的。對失去生存意義的人，向他推薦宗教應該會比較好吧。這些東西就是社會處方的做法。

聽者：國外有在積極推動社會處方嗎？

吉水：用一句話總結的話就是：沒有。他們不太推動社會處方，不過在有困擾的地方是有推動的。從整體上來說，已開發國家、先進國（Developed Country）的人們都很困擾。與此相反，開發中國家的人們與其說是不太困擾，倒不如說光是為了生活就已經竭盡全力、或是正在從事第一產業、因為生活在大家庭制度當中，有自己的容身之處和職責，所以不會感受到孤獨等等……在這種情況下並沒有推動的必要，甚至就連討論都不用討論。

然而，所謂的先進國，也就是他們稱作為文明國的國家，因為這些國家的人民都很困擾，所以正在一點一滴地實施社會處方。不過，實施的方式和日本有很大的不同。日本雖然是無宗教國家，但在其他國家，我認為宗教幫助了相當大的一部分。社會處方不僅跟肉體有關，也跟內心、生活方式和社會生活的問題有關。

聽者：我是佛教徒，我記得您也是信奉佛教對吧。

吉水：是的，我也是佛教徒。

聽者：雖然日本也是先進國，不過我覺得有許多人都有心理上的問題。看來日本也必須積極推動社會處方才行了呢。

　　吉水：是啊。我認爲這在現在的日本是必要的，而且重要的是要讓它變得不必要。幸運的是，現在厚生勞動省正在推進地區整合照護的措施，其中包含了一些社會處方的要素。

智慧型手機與網路是否有效

　　聽者：在現代社會，網路和SNS等情報技術正在發展當中，您覺得這和失智症有關係嗎？

　　吉水：考慮這個的時候，我認爲這取決於失智症的病情程度。對於健康的人們、年輕的人們，也就是健康者來說，使用網路和SNS有好的一面也有壞的一面。對於即將成爲患者，也就是所謂的MCI的人們則有一些優點。然後，我認爲這對已經是患者的人來說是沒有關係的。因爲就連這些東西都沒辦法存取了，所以我認爲在這種意義上是沒有關係的。

　　聽者：您說對於即將成爲患者的人而言有一些優點，這是什麼意思呢？

　　吉水：就是要使用頭腦的意思。我們醫生經常對患者說，爲了不要讓失智症惡化，請你們使用3個身體的部位。1）請使用你的嘴巴，去和人說說話吧。2）請使用

你的雙手,手要做些精密的動作喔。接下來,3)請使用你的頭腦,啟動你腦神經細胞的網路吧。透過實行這3件事,可以稍微阻止失智症的惡化。

　　聽者:網路會對大腦造成什麼影響嗎?
　　吉水:使用網路來與人交流對大腦會有一點好處。不過,過度使用的話則是有危害的。這就是所謂的濫用(overuse)。當孩子們太長使用SNS的話,會說是什麼中毒呢?

　　聽者:是網路中毒嗎?
　　吉水:會說是網路中毒或網路成癮症。

　　聽者:還有手機成癮症對吧。
　　吉水:可以說是過度使用會有害,適當使用的話就會有利吧。不要長時間使用,要在短時間內停止使用。如果上癮的話,無論是酒、藥物還是手機通通都是有害的。適當、適切地使用是最重要的。

預防失智症最需要睡眠

　　聽者:還有什麼能對失智症有幫助嗎?

　　吉水：還有一件事對延緩失智症的發展很重要，那就是睡眠，適當的睡眠可以預防失智症。使用大腦和思考的時候，在大腦裡就會累積β澱粉樣蛋白，β澱粉樣蛋白的累積被認為是引發失智症的主要原因，不過這個β澱粉樣蛋白在睡眠的時候會從大腦中代謝出來，所以才需要適當的睡眠。還有一個叫做食慾素的東西。我們在最近發現，當睡眠不足等症狀長時間持續或是惡化時，阿茲海默症（AD）患者腦脊髓液（CSF）中的食慾素和Tau蛋白就會增加。此外，食慾素是由下視丘神經細胞所產生出的神經肽，這個叫做食慾素的東西控制著睡眠和清醒，而且還特別需要非REM睡眠和熟睡。網路中毒和手機成癮症會因為過度使用網路而妨礙睡眠，早上早起、晚上早睡的這些習慣本身就會因此而崩潰，當睡眠時間減少時，代謝就會變得相當不順利。所以過度使用才會對人體有害。我認為適當使用的話也可以使用到大腦，所以是有優點的。

有助於失智症的AI研究

　　聽者：AI（人工智能）的普及和失智症之間有什麼關係嗎？

　　吉水：AI有許多種定義，Artificial Intelligence

（人工智能）的定義目前還不太確定，所以A、B、C等
三人各自對AI的概念略有不同。不管怎麼說，我不清楚
AI對失智症本身會不會造成什麼影響，也不清楚對治療
會不會有幫助。

　　不過，AI對失智症的研究是有幫助的。那是因為我
們需要大量處理就診資料等數據和整理、管理、分析、
統計大數據。針對聲音、影像、動作的識別，有些東西
可以透過使用AI來理解。例如，至今為止的失智症篩選
試驗皆是由檢查者向檢查者詢問，再由被檢者回答的方
式所進行，並依據其結果來判定是否有罹患失智症，不
過這對被檢者來說會有不少的負擔，而且還會有稍微缺
乏準確性的部分。如果是失智症初期的患者的話，會很
擔心自己是不是罹患了失智症。當被檢查者詢問許多問
題時，若患者沒辦法回答得很好，這次診察就會成為患
者內心受傷的體驗。這時透過使用AI，就可以在不造成
侵入性體驗的情況下進行篩選試驗。

　　關於這點有一個案例，筑波大學等研究人員正在進
行研究的是透過檢測檢查對象（被檢）的步行速度、說
話聲音的高低和聲調等行動特徵（透過手機等設備），
由AI來綜合分析這些行動特徵，並以健常等級、MCI
等級、失智症等這些分類才進行識別。此外，失智症篩
選試驗等項目目前也正在開發當中。如果是這樣的失智
症篩選試驗的話，對被檢者的侵入性就可以抑制地相當

低。這也是AI的力量。雖然AI是這樣對研究產生幫助的，不過現在仍不清楚對治療會產生什麼樣的影響。我認爲使用AI和改善失智症應該沒有關係的。不過，AI的確對失智症的研究相當有幫助。

4. 失智症今後的半個世紀

失智症與照護保險法

聽者：目前對失智症是採取什麼樣的措施呢？

吉水：談起這個的話要說的東西會很多，這裡我就簡單地說明一下。現在失智症主要是採用照護保險法的護理計畫來處置。首先先找到失智症的患者，並進行認定。制定護理計畫，依照護理計畫決定有失智症疑慮的人是否患有失智症。然後對於罹患失智症的患者主要實施兩種方法，分別是入所和居家照護。

2000年制定照護保險法時，確定了如表1所示的15種照護保險服務。有3種入所設施（醫療設施、照護老人保健設施、特別養護老人之家）以及12種居家照護服務。不過，自2000年至2021年為止，原先僅有15種的照護保險服務便增加了許多。與入所相關的服務雖然幾乎沒有變化，只不過是增加了幾項服務而已，但是居家照護服務的數量則變得相當龐大。儘管如此，也可以大致分為通所服務和家訪服務這兩種。通所服務是患者到設施接受照護的一種服務，家訪服務則是透過工作人員拜

訪患者家中或其所在的設施來實施照護的一種服務。具體來講就是日間看護（通所康復）、日間護理服務（通所照護）。其他還有許多服務，例如居家支援服務、訪問看護、訪問康復、訪問診療等。我將這些列於表2當中，有關這方面的更多資訊，還請自行查看這些方面的書籍，畢竟在這裡談這些事情的話，話題會變得冗長。

綜上所述，現在失智症的處置方法多是按照照護保險的護理計畫來進行的。

表1：照護保險設立時（2000年）的15種服務

【居家照護服務】
1.居家支援服務（訪問照護）
2.日間護理服務（通所照護）
3.訪問康復
4.短期入所（短期入所生活照護）
5.訪問看護
6.福祉用具租賃
7.短期入所療養照護
8.通所康復
9.訪問入浴服務
10.特定設施入住者生活介護
11.特定福祉用具販售
12.護理管理服務（居家療養管理指導）

【設施服務】
1.特別養護老人之家（特養）
2.老人保健設施（老健）
3.照護療養型醫療設施（醫院）

表2：照護保險現今（2021年）的服務

【設施服務】
·照護老人福祉設施（特別養護老人之家）
·照護老人保健設施
·照護療養型醫療設施
·照護醫療院

【居家照護服務】
·訪問看護·訪問照護
·通所照護（日間護理服務）
·通所康復（日間看護）
·短期入所服務
·居家照護支援（護理管理）等

【地區緊密型服務】
·定期巡迴隨時對應型訪問照護看護
·夜間對應型訪問照護
·小規模多機能型居家照護
·失智症對應型通所照護
·失智症對應型共同生活照護（團體家屋）等

【照護預防服務】
·照護預防通所照護（日間護理服務）
·照護預防通所康復（日間看護）
·照護預防訪問照護等

【地區緊密型照護預防服務】
・照護預防小規模多機能型居家照護
・照護預防失智症對應型通所照護等

※除此處列出的服務外，照護保險亦有提供其他各種服務。

雖然沒有可以完全治好失智症的方法……

聽者：雖然對失智症患者進行的處置有各式各樣的服務，不過如果改善處置的話，能多大程度地抑制失智症呢？

吉水：既不能說可以完全抑制，也不能說可以完全治好。不過，可以預防或是抑制惡化的速度。也就是讓失智症的惡化減緩。從這個意義上來說，雖然可以抑制惡化的程度，不過這卻很難數量化。目前應該可以說是壽命從2～3年延長至4～5年或是惡化減緩了。

聽者：現在所使用的治療性藥物有哪些呢？
吉水：只有幾種而已。藥劑大致分為兩種類型，一種是治療失智症本身的藥物，以Aricept、MEMARY這2～3種藥物為代表，其他還有2～3種左右的藥物；一種

則是抑制失智症引起的周邊症狀的藥物，比方說抑制憤
怒、興奮的藥物等，是一種對症治療，針對症狀進行抑
制的藥物。以其他的身體症狀為例，因為血壓高所以要
讓血壓下降、因為發高燒所以要讓身體冷卻下來、因為
流鼻涕所以要止住鼻涕等，有許多抑制這些周邊症狀的
藥物。不過這些終歸不是失智症的治療性藥物，而是為
了緩解或抑制由失智症引起的症狀的藥物。

失智症處置的未來

　　聽者：從中期來看，我認為處置失智症的方式將會
改變。為了改善失智症，目前正在進行什麼樣的研究和
開發呢？

　　吉水：正如同我剛才所說，為了改善失智症，有失
智症本身的治療性藥物和抑制周邊症狀的藥物。除了每天
都在對這些藥物進行研究、開發以外，失智症的預防性藥
物也正在進行研究和開發。雖然針對失智症本身的藥物已
經經過諸多嘗試，不過我認為應該暫時還不會出現能夠治
療失智症的藥物。因為Tau蛋白和β澱粉樣蛋白等物質的
累積會破壞大腦的神經細胞，失智症便因此而發病。目前
沒有任何東西可以再生被破壞的神經細胞。能夠再生神經
細胞的治療方法暫時可能還無法研究出來。

因爲目前還沒有治療性藥物，所以正在努力開發預防性藥物。例如找出能夠除去β澱粉樣蛋白的抗體，並阻止β澱粉樣蛋白在神經細胞當中累積，這種所謂的預防研究近來終於看見了曙光，現在正處於臨床試驗的階段。聽說一個名爲衛采的日本製藥公司所製作的藥劑「Aducanumab」即將在日本上市。此外，針對在完全不相關領域使用的藥物，目前也正在進行重新評估。該怎麼表達才好呢。

聽者：是不是跟因高血壓而開發出來的藥物變成了生髮劑一樣，要轉用別的藥物呢？

吉水：是啊。這裡有一個著名的例子，就是高血壓藥物中引起咳嗽副作用的藥物。因爲是會引起咳嗽副作用的降壓藥（降血壓的藥）所以無法使用，不過東北大學的老師們研究後認爲，罹患吞嚥障礙的患者應該使用會引起咳嗽的藥物來防止誤嚥。這就是想法的轉換和實踐。目前正以類似的方式在重新評估現有的藥物。

聽者：也就是說雖然開發治療性藥物會有困難，不過可能很快就會出現預防性藥物對吧。這也許意味著全世界對處置失智症的需求正在不斷增長。老師您曾主張制定失智症基本法，不過如果制定了這個法律的話，我們的社會會發生什麼樣的變化呢？

　　吉水：包括剛才閒聊在內，其實我不懂法律。很久以前，在我參加醫師國家考試的時候，以前的醫師國家考試有一次試驗和二次試驗，而我在這個制度的最後一年合格了。那時發生了很有趣的事情。那是我通過第一次考試並參加第二次考試（面試）的時候。

　　當時，沖繩還不是日本的一部分，而是處於美國與琉球政府的統治之下。那時在沖繩有三種人，分別是美國人、日本人以及琉球人。我從日本的大學畢業後，拿著護照作爲日本人在琉球政府立沖繩中部醫院接受實習。因爲當時的沖繩沒有醫科大學，所以夏威夷大學的美國人醫生們便作爲實習和住院醫師的教育工作者來到沖繩。由於團長的醫生是夏威夷大學的副校長，所以我們便接受了夏威夷大學的實習，也就是現今相當聞名的沖繩中部醫院的第2期實習生。在制度轉換的過渡期，只有我們一邊接受實習，一邊參加國家考試。當時約有14～15名的同期實習生從沖繩來到福岡參加國家考試。這是發生在我通過第一次的筆試後，參加第二次的口試時發生的事情。雖然現在談起來會覺得很好笑，不過當時面試時，在被問到心電圖、X光成像、顯文靜診斷等項目後，最後要我們「說出醫師法第一條」。所有人都臉色蒼白，完全沒有人能說出醫師法第一條是什麼。我還記得大家當時都很垂頭喪氣，互相說著：「一定沒考上」這樣的話。不過，最後大家都合格了。

認知症的時代 家庭與地區的重生

聽者：真的嗎？（笑）

吉水：我今天帶來了一本醫療六法的書。根據此書的內容，醫師法的第一條為：「醫生應透過掌握醫療及保健指導，為改善和促進公共衛生做出貢獻，從而確保公民的健康生活。」先不談這個了，不知道為什麼我們會通過考試。會不會是只看學術能力的筆試考得不錯呢？過去參加醫師國家考試的人數約在4,000人左右，從主考官的觀點來看的話，是有餘裕可以實施面試的。現在則大約有1萬人參加考試，因為面試起來會很辛苦，所以沒辦法實施面試。要說當時為什麼會在第二次試驗實施面試的話，據說是為了鑑定應試者是否擁有異常、病態的人格或是心理疾病。

話題跑偏了，雖然我對法律並不了解，不過我會回答妳的問題。關於醫療相關的法律，正如同管理醫療的醫生有醫師法，看護師有保、助、看法（保健師、助產師、看護師法）等，醫療工作者分別擁有與自己職業相關的法律。其次則是醫療法、照護保險法等處置、治療、制度相關的法律，然後才有針對個別疾病的法律。較為聞名的例子就是2006年制定了「癌症對策基本法」，第二個則是針對三大疾病的心血管疾病和中風等循環系統相關疾病所制定的法律，也就是「中風、心血管疾病對策基本法」，該法於2018年頒布，自2019年起生效。由於這些疾病變得相當流行，所以才會制定相關

76

的法律。

　　更何況近來失智症也開始流行，所以我認爲應該
要有失智症對策基本法之類的法律會比較好。不過，失
智症相關法律也可以說是百百種。雖然有照護保險法、
高齡者虐待防止法、成年監護制度等處理個別案件的法
律，不過卻沒有針對失智症來制定廣泛的法律。和「癌
症」、「中風、心血管疾病」一樣，「失智症」也變得
相當流行。近年來，據說每5名高齡者中就有1人罹患失
智症，所以我認爲有與此相應的法律應該也不錯。

　　聽者：的確和癌症、中風等疾病一樣，失智症也變
得與我們息息相關呢。

　　吉水：如果能制定失智症對策基本法的話，我希望
能依據法律建立一個制度，以便醫師在對失智症患者進
行社會處方時，可以獲得診療報酬的分數。這樣的話，
社會處方應該就會發展起來了吧。

預防失智症：轉換成可再生的社會

　　聽者：接下來，我想思考出一個能夠長期應對失智
症的例子。您認爲應該建立什麼樣的社會來克服人類社
會疾病的失智症呢？

吉水：我認為有必要回歸大家庭制度，並且振興、復興第一產業。我在先前的談話中曾說到大家庭制度。簡單來說，多人家庭和10～15人的家庭都是由第一代～第五代、從爺爺到曾孫都住在一個大房子裡。直到最近的某個時期為止，在飛驒的大合掌造房子裡曾住著多人家庭，就連東南亞也有家庭一起居住在大房子裡。這種事情是實際存在的。這是一個即使不使用言語，也能透過面對面來互相共鳴的社會。互相幫助就是大家庭制度的優勢。需要照護的高齡者可以得到家人的支援，而不必被迫將他們留在醫院或設施中。

　　接下來要說的是關於第一產業的振興。自日本歷史開始以來（彌生時代以後），約有80%的人口一直從事第一產業。不生產東西的人、武士、統治階級、納稅人，或是工匠、建造房子、製作工具、修理物品等，這些從事士農工商當中的農以外的「士、工、商」的人們約占20%左右。當士農工商崩潰後，這個比例直到明治時代以後才開始下降。然後在第二次世界大戰後，這種情況迅速改變。

　　目前屬於第一產業的人約占10%左右，從事第三產業的人約占80%左右。我認為有史以來一直持續的制度已經走樣，需要改善或是恢復舊有的情況。第二重要的就是糧食危機。特別是對我們日本人來說，我們的糧食自給率是30～40%，有60～70%仰賴進口。在這種情

況下，完全沒有糧食危機到來的危機感。雖然在飽食時
代、B級美食、電視上的食物節目都「大呼小叫」的，不
過這種情況會持續多久，這明明是一件很嚴峻的事情，
但卻沒有人意識到這一點。據說，全球糧食危機將在
2030年代爆發，雖然那時的先進諸國應該還有錢可以想
辦法度過，不過2050年代將會發生全地球規模的糧食危
機，屆時所有國家有可能不會互相妥協，甚至會禁止食
品進出口，目前的情況如果繼續下去，2050年可能會成
為不得不為糧食危機而煩惱的時代。到那時才開始恐慌
也早已為時已晚。聯合國正在實行SDGs。

■ 糧食自給率的變化

　　由於自給率高的白米消費量減少，飼料和原料需要仰賴國外進口的畜產品和油類的消費量卻逐漸增加，日本的糧食自給率雖因此而長期以來以降低的趨向進行變化，不過近年來糧食熱量卻維持持平的發展。

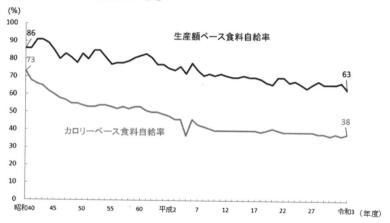

昭和40年度以降の食料自給率の推移

圖上表頭中文：「昭和40年以後的糧食自給率變化」
圖上藍線中文：以生產額為基準的糧食自給率
圖上紅線中文：以熱量為基準的糧食自給率
綜合糧食自給率（熱量、生產額）、各品種自給率等
資料來源：農林水產省
https://www.maff.go.jp/j/zyukyu/zikyu_ritu/attach/img/012-3.png

按照SDGs的理念

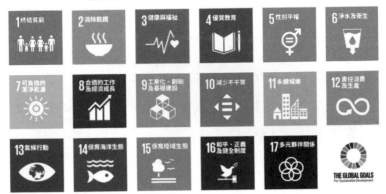

出自聯合國資訊中心的17個SDGs圖示

聽者：這是聯合國制定的可持續發展目標對吧。

吉水：這是Sustainable Development Goals，其中有17個大目標。雖然有水危機、氣候變遷、能源問題等各式各樣的問題，不過其次重要的就是糧食危機。就連聯合國也表示這是真的會在現實發生的事情，所以必須想辦法應對才行。那又為什麼會是全球規模的呢？

聽者：是因為人口增加了嗎？

吉水：是啊。目前全球人口為70億人，按照這個速

度，全球人口將在不久後的將來達到100億，屆時我們將無法提供足夠了糧食。正因為如此，雖然我們現在是先進國，但聯合國SDGs第2個目標「消除飢餓」的措施仍是相當重要的事情。

詳細來說的話，在2當中有8個項目，為此，我們將不得不振興傳統的農業、林業和漁業。事到如今，雖然我認為這是一個弊政，不過有個不種田的話就給補助金的政策，也就是所謂的減反政策。由於稻米還有剩，所以便呼籲不要種植稻米，並給予不種植稻米的農民補助金。我認為這是普通選舉所導致的眾愚政治的最佳例子。然後，這個政策就讓農林漁業被破壞了。為了獲取選票而給予補助金，並購買便宜的外國米。因此，糧食自給率就這麼降低到了20～30％。不僅田地和山林變得荒蕪，人口也開始減少，於是人口稀少的地區便增加了。離島、深山和漁村等偏遠地區就是人口稀少的地區，這是因為大家都不從事第一產業的緣故。我認為這真的是眾愚政治的弊病。雖然我也想回到第一產業盛行的時代，不過人在吃了很多東西、或是美食之後，即使要他們減少吃的量或是吃難吃的東西，要恢復原狀也是相當困難的事情。

為此，日本有一些技術和know-how。我認為將以往的農林漁業和我們作為先進國所培養的技術一同活用到農林漁業中是很重要的，具體來講的話就是養殖和栽

培。養殖的話可以養殖鮪魚和珍珠等各式各樣的貝類，近來我們也養殖了裙帶菜等和藻類，不過這只不過是其中的一小部分而已。蔬菜也有蔬菜工廠可以栽培，建造蔬菜工廠需要種子、水和能源，能解決這些問題的話應該就很好辦了。特別是需要自然能源，日本的水資源尤其豐富，我認爲使用石化能源不太好，所以我們需要使用可持續發展的自然能源。蔬菜工廠需要溫控和消毒，除此之外還有可食用昆蟲。這在台灣是什麼樣的情況呢？

聽者：雖然台灣也有吃昆蟲的歷史和文化，不過現在專營可食用昆蟲的公司寥寥無幾。台灣的可食用昆蟲公司幾乎不會直接販賣原始形狀的昆蟲。

吉水：像台灣和日本這種國土狹小的地方，致力於可食用昆蟲是相當不錯的。以牛爲例，要增加1公斤的肉，就得增加20至30公斤飼料。如果是可食用昆蟲的話，要增加1公斤的蛋白質，最多只需增加2公斤或3公斤的飼料即可。這樣就可以有效地生產蛋白質了。可食用昆蟲有相當多種，目前正致力於蟋蟀、蚱蜢、蟑螂、蠶、蜜蜂、蝗蟲、螞蟻等昆蟲的生產，不過食用昆蟲尚未普及。我認爲養殖和栽培今後必須不斷發展才行。

草履蟲也是這種情況。草履蟲的學名叫做Euglena，這是日本獨自進行的研究。將Euglena（草履蟲）養殖在

池中的話，旣可作爲食物，也可作爲能源。我認爲我們需要做更多這樣的實驗。目前正在沖繩的部分地區和南部地區進行這些實驗，石垣島的Euglena街就是其象徵。因此，我認爲是時候致力於第一產業並將規模擴大了。政客們參與度不高也是一個問題。如果這種情況繼續持續下去，到了2030年、2040年後糧食危機的情況將會相當嚴峻。現在的人應該不懂什麼是餓死吧。

聽者：可能是這樣沒錯。

吉水：其實就在半個世紀前，日本人也曾經歷過。1945年第二次世界大戰結束後，日本成爲戰敗國，出去國外的日本人皆被遣返回日本了。當時的農業和工業都受到毀滅性的打擊，要用盡全力才有辦法吃到食物。在1940年代出生的我，在當時沒什麼能吃到食物，這與貧窮不貧窮無關，當時即使是中產階級也沒有食物可以吃。在那個時期最受重視的人是誰呢？

聽者：是農民嗎？

吉水：沒錯。在很短的一段時間內，農業大大崛起。這是因爲農民擁有食物的緣故。城裡的人帶上和服和古董等向農民低頭，請農民賣給他們食物。用當時的話來說就是「採買」。最後解決這種情況的則是朝鮮戰爭。雖然有點難以啟齒，不過這對日本而言可眞是萬

幸。因爲朝鮮戰爭爆發後日本成爲補給基地，從中獲得的利潤得以用於復興。我想當時朝鮮人的情況應該相當水深火熱，可以說日本的發展就是建立在這種犧牲之上的。在那之前有很短的一段時間，雖然當時有許多日本人差點活活餓死，不過現在大家都快忘記這件事了。由於2050年可能也會來到這種時代，所以我們必須爲此做好準備。沉溺於B級美食、一邊看著SNS一邊高興，雖然我也希望這種時代能永遠持續下去就好了，不過我認爲這是不會持續太久的。也許會被稱爲杞人憂天，不過我也希望這只不過是我的杞人憂天。

聽者：30年後糧食危機將迫在眉睫，這是一個很嚴重的問題。我也希望我們所處的世界能變成一個理想的社會。

與失智症相關的愛情問題

吉水：在敘述失智症的處置時，我忘記針對「愛」進行說明了，還請讓我補充一下。這和大家庭制度和第一產業也有關。「愛」即愛與被人愛，當愛著別人、被別人所愛時，身體將會分泌催產素，而這將使人與人之間變得和諧。相反的，當你憎恨別人或是發生了一些不

愉快的事情，身體就會分泌皮質醇，並因而形成壓力。

在20萬年的智人歷史中，我們現代人類在具有多產能力的情況下，得以生活在10～15人的家庭當中。直到最近的昭和時代初期都是這樣，世界各地也差不多都是一樣的情況。雖然家庭也時而會有爭執和吵架，不過基本上很快就會調解、和節，原則上家庭是以愛與被愛的生活形式所生存下來的。父母愛孩子，孩子愛孫子，孫子則仰慕父母和祖父母。在江戶時代，孩子基本上是由祖父母撫養長大的。父母白天去上班，祖父母便在家中看孩子。日本的童話和民間故事之所以總是以「從前，在某個地方，有一個老爺爺和老奶奶……」為故事開頭，就是因為祖父母都在照顧年幼的孫子。父母、孩子、孫子3代就這樣和睦相處。不過現今這個家庭型態徹底改變，變成了小家庭。

然後這是在非常近期所發生的事。因為現在演變成小家庭的家庭型態，祖父母變得孤苦伶仃，便成為了老老家庭。既沒有祖父母愛的孩子和孫子，也沒有孫子和孩子所仰慕的祖父母。換句話說，這也就是愛和被愛的對象消失了，所以才會導致孤獨、孤立。

還有一點，雖然這意見聽起來會很特別，不過這與少子高齡化的問題有關。在少子高齡化當中，愛情也是相關的。為了不受到抨擊我需事先說明，這出自於德國的醫療節目。近來結婚的年輕人越來越少，或者應該要

說是包括性愛、生產等在內,對愛的理解、實行、實踐都變得相當不足。其中有一個關於包括愛情、性行為在內,沒有談過戀愛的女性的故事。以許多即使30多歲也從未發生過性行為的女性為例子,這裡以日本女性來舉例說明。這不僅僅是女性的問題,在日本確實有不少未婚男女。這將導致少子高齡化。少子高齡化歸根到底就是愛與被愛的關係變得相當少的緣故,我認為這正在成為一個孤立、孤獨和寂寞的循環。父母、孩子、孫子和男女之間愛與被愛的關係對失智症的發病而言(孤獨、孤立),是件相當重要的事情。

或許這聽起來會讓人不太愉快,不過現代小家庭的發展已經成為了現代的姥捨山。儘管這些人生育並養育了孩子,最後還是成為老老照護、獨居老人(合法的姥捨山)。孩子們並沒有將年邁的父母拋棄在山中,而是把老父母留在鄉下,然後孩子和孫子逃到了城市當中。這種事跟置之不理沒什麼兩樣。

聽者:中國各地都有姥捨的故事,我經常聽到將年屆花甲的老人丟棄在棄老洞窟的傳說。另一方面,蒲松齡的《聊齋志異》一般給人一種鬼、妖狐、讀書人的命運等形象,不過在他晚年的作品《祝翁》、《牆頭記》當中,則多是描繪努力生活的高齡者的身影。蒲松齡似乎相當關心社會現實和高齡者的扶養。

克服失智症讓人類變得幸福

聽者：失智症與衰老密切相關，您認爲人類能克服衰老嗎？如果我們能克服衰老，人類會變得比現在更幸福嗎？

吉水：就失智症和衰老的關係而言，我認爲人類在感情上可能是無法克服衰老的。不過，仍會就此進行研究和努力。電視廣告也曾說過，現今正在致力於研究回春方法。以獲得諾貝爾生理學醫學獎的山中伸彌教授的iPS細胞爲首，其他還有再生醫療、ES細胞、基因組編輯、人工授精等研究。雖然有許多人都在努力，但在我看來，生老病死不應該人類的命運嗎？至於妳問說克服衰老後人類是否會變得幸福這件事，我認爲答案是否定的。應該是不會變得幸福。也許我的答案只不過是我的獨斷和偏見。

我們人類作爲一種動物有著悠久的歷史。其中的一個例子就是我們人類曾赤腳踩著泥土生活在自然當中。這種事情一直持續到江戶時代。僅在最近100年，更極端一點的話就是從大約50年前開始，大多數的日本人就已經穿上襪子和鞋子，不再用赤腳踩在泥土上了。在戰敗後的一段時間，我的同學當中也有人赤腳來到小學。直到1950年左右，我們都是以赤腳踩在泥土上生活過來的。到了現在，日本人穿著襪子、鞋子，走在水泥叢林

上，偶爾也會乘坐交通工具。然後便漸漸地開始認爲大自然是野蠻的、文明是尚未發展的，以爲自己征服了一切而變得傲慢、奢侈，甚至在開發自動駕駛的汽車。許多人試圖認定文明和科學的合理主義是優秀的，

　　另一方面，CO_2增加、天氣異常、糧食危機等情況正在不知不覺地接近，日本也有天地變異、颱風、地震、火山噴發等情況。我們來到了必須執行聯合國的SDGs的時候了。來自瑞典的格蕾塔・童貝里（Greta Thunberg）雖然說她不允許CO_2的排放，以我們的理解方式，大概是「說出那種話」的感覺。也有人略帶指責地說：「因爲那個人有亞斯伯格症候群，所以才會那麼說」。這本來是每個人都應該思考的問題，必須得是可持續發展的目標才行。針對在破壞自然的同時進步的文明發展，我們正受到「因中國失敗而引起的新冠風暴」瘟疫的反擊，然後受到瘟疫的反擊而驚慌失措。發生SARS、MERS、SARS-COV-2（新型冠狀病毒）就已經夠多了。如果一邊過著傲慢、奢侈的生活，一邊說著B級美食很美味，那麼我想包括糧食危機在內，來自地球的反擊應該會變得越來越嚴重吧。要是是我杞人憂天就好了，也許事情並不會變成那樣。克服衰老、生老病死的宿命，這些事情就是去克服大自然，我認爲這樣並不一定會變得幸福。

給讀者的話

聽者：這次，不僅僅是失智症，我認為能注意到各種社會問題真是太好了。請給必須跟失智症共存的我們一些訊息吧。

吉水：由於克服失智症可能是件很困難的事情，所以我認為和失智症共存、承認失智症並與之共處，不要把失智症當成一個很麻煩的病或有害的疾病，而是以所謂的With Dementia來進展的話會比較好。相信、理解並接納失智症，不要把失智症當成是別人的事情，而是作為發生在自己身上的事情來理解並隨之成長，這不也是一種生活方式嗎？

我們是一定會變老的。我想我在不久後也會罹患失智症。屆時，我認為能夠接納失智症、作為失智症而受到接納，以這樣的形式生活下去是件相當重要的事情。高血壓患者可以透過限制鹽分的攝入量和服用適當的藥物來降低血壓，同樣的道理，即使罹患失智症，只要得到適當的處置和治療就能好好地生活下去。至少也要跟自然和諧共處。

天氣異常、全球暖化、天地變異和糧食危機正在悄悄發生。為了避免這些情況，與自然共存的同時也要With Dementia，保持冷靜、互相信賴、不要感到孤

獨，與社區或是家人們、地區的人們團結起來，要是能
以佛教所說的慈悲精神來笑著過生活就好了。

第二部分

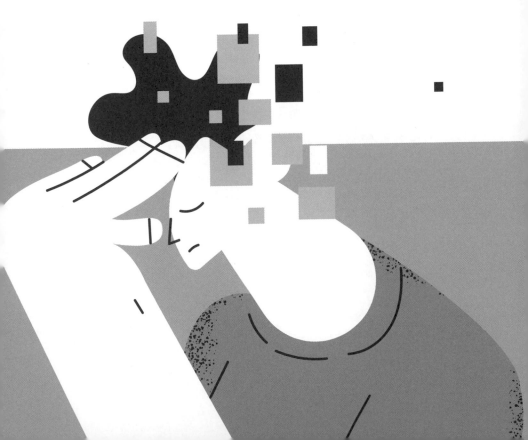

第二部分是2018年1月至2021年10月，分別投稿於由醫療法人茜會和社會福祉法人曉會發行的季刊雜誌的內容。雖然是以醫療相關人員為對象所執筆的，不過可惜的是醫療相關人員不怎麼看我寫的這些文章，所以我便將這些內容加入此書當中，希望社會大眾也能有閱讀的機會。

　　不過，這些文章皆已在先前問世，對於一般人而言，在術語等方面可能會有難以理解的地方。有資深作家指出我所寫的文章中有許多重複的內容、連接詞、修飾語，雖然我已經修改了一小部分，不過文意本身大多是引用已印刷的內容。我認為與其按照意見修改，不如以原封不動的形式出版會來得更加誠實，所以我便決定按照發表當時的樣子來登載這些內容。

　　如果家裡有失智症患者的人能夠閱讀第二部分的話，也許就會對失智症有更深入的理解吧。

1. 身爲失智症支援醫師的工作、建議

　　在這世界上，少子高齡化仍在持續發展當中。而且正如大家所知，據說在不久的將來，在我們日本人當中每5個人應該就會有1人的高齡者（65歲以上）罹患失智症。對於我們這些從事醫療工作的人而言，也許我們可能一直認爲這是別人（患者們）的問題，不過現在已經開始變成我們自己的問題了。這就是爲什麼我們醫療法人茜會、社會福祉法人曉會、醫療照護設施團體必須要沒有異議地積極應對失智症。

　　我大約從20年前開始擔任日本醫院機能評估機構的審查員，大約每個月拜訪1次除山口縣（一定沒有）、福岡縣／熊本縣（相較較沒有）三縣以外的全國各地。以前拜訪醫院需要2～4天，近來則是2天的拜訪和事前資料的讀取，再來就是評估資料的整理（撰寫報告書等），整個流程大約需要1個禮拜到10天左右。我幾乎每個月都會去這三縣以外的地方。然後在最近，在符合條件的訪問醫院中，有適當應對失智症的醫院變得越來越多了。然而在去年（2017年），我年滿75歲，成爲了後期高齡者。再加上我身爲訪問審查員，我意識到我開始有一些

老害（高齡和聽力衰減、動作遲緩等），所以儘管我的任期還剩下一點時間，我還是辭去了機能評估活動。我決定停止每個月去縣外的外部活動並退隱內部。

於是在去年年底，我開始成爲了厚生勞動省、縣指定的「失智症支援醫師」。即使我不用去MCI，我也正在一點一點地老化。兼具我自己的失智症預防措施，我打算進行「失智症支援醫師」的活動。

我們的醫療、照護和福祉小組大約從20年前開始研究失智症，目標是「在山口縣第一個宣布廢除拘束」、「建立多個失智症患者適用的團體家屋」、「發表失智症適用的照護、看護研究和報告」……等。然後在10年前，我在失智症研究方面便稍微領先於其他人。不過，自從我說出「用不著什麼都要是山口縣第一吧」之後，我感覺到我近年在失智症方面變得不那麼積極了。另外，我個人從2、3年前開始便敦促部分職員（在診療、患者的陪診、應對等方面曾與我接觸過的人）盡早著手於「人性照護法」的工作。然後作爲治療性藥物，即使目前尚未適用於保險，不過也開始使用「西洛他唑（Cilostazol）」了。稍微遺憾的是，似乎也有原先居家的失智症患者的症狀以入院、入所爲契機而惡化，在出院、出所時症狀稍微變得不好的患者存在。

當老老照護的配偶之一因手術等原因而入住急性期醫院時，患有失智症的另一名配偶則不能獨自被留在家

中，必須得社會性住院或入所至昭和醫院和設施才行。
在急性期醫院接受手術等治療的配偶，明明病情已有所
好轉並回到了家中，但卻發生了從社會性住院或入所後
回家的失智症患者的病情惡化、無法回家的這種令人遺
憾的案例。在10多年以前，這些事情是無可避免的，在
其他縣的醫院中也是很常見的事情。但是，在失智症的
看護、照護方法不斷進步的現在，這種問題必須盡快改
善才行（下一個章節也會談論這個問題）。

　　現在才採取也還為時不晚，我想請看護師長或是相
當於看護師長的人們盡快開始著手人性照護法，畢竟對
於失智症患者而言，看護、照護是非常重要的。

　　希望醫生們能夠關注附近的九州大學所進行的「久
山町研究」，「久山町研究」是日本醫療能夠在世界引
以為豪的研究，取得了許多優秀的實績和業績。比方
說，其中一個優秀的成就就是：1）高血糖、2）高血
壓、3）肥胖是容易造成失智症發生的因素；1）運動、
2）減鹽、3）禁菸等則是不易造成失智症的因素。不是
以主觀，而是以數字來證明了這點。九州大學是世界上
第一個發現生活習慣或文明病與失智症有關的，透過這
種方式，這種世界級的實證和研究正在我們身邊進行。

　　我希望醫師們一定要向九州大學學習，並運用在診
療、治療當中。在失智症的治療和疾病的概念逐漸被闡
明的現在，不僅僅是藥物治療，而是包括藥物治療、復

健、認知行爲治療、看護（適當的）、照護（適當的）
等在內，我們正在進入一個進行整體規劃的時代。比方
說西洛他唑的運用、胰島素噴霧療法、「新設、擴建健
忘門診」等，我認爲至少能效仿並開始著手這些項目的
話就可以對失智症有一些幫助了。

2. 糟糕的處置、看護、照護（一）

　　關於失智症，我也有過痛苦的經歷。這是在大約30年前左右發生的事情。出生於明治時代的我的父親住在福岡縣的鄉下，在80多歲時患上了失智症。我的母親、兄弟等家人都對父親罹患了失智症這件事一無所知，只說了「會做些奇怪的事」、「會說些奇怪的話」之類的事情。父親總是很期待職棒的分數，每天早上都會騎著腳踏車到車站的小賣店買體育報。有一天，父親說他的腳踏車被偷了，但當家人去找的時候，發現只是放在別的地方而已。因為有時會忘東忘西、或是將失敗歸咎於他人，所以我的家人們便譴責了父親，並沒有意識到這些事情都是源自於失智症。畢業於戰前的專門學校，原本相當聰明的我的父親開始會說些「覺得有點奇怪」、「耳朵聽不清楚，讓我很困擾」、「我老糊塗了」之類的話，並且否認其他人說的話的情況也變多了。我認為這時候他已經發病了。然而，在那個時候，失智症的概念還沒有今天那麼普及。雖然那時有吉佐和子出版了《恍惚的人》這本小說，不過我也從未讀過這本書。因為認識發病前的父親，進行判斷的又是我的家屬（親

人），所以我們並沒有把這件事看得很嚴重。直到他的失智症發展到很明顯的程度後，我的哥哥們才將父親送往福岡縣家鄉附近的一家醫院就醫。當時還沒有照護保險制度，原本父親只相當於「需要照護1級」的程度並且還可以精力充沛地走動，結果病情卻在住院期間越來越嚴重。如果要比喻的話，需要照護3或4級的程度就是已經到了幾乎臥床不起的狀態了。我認為必須要為我父親做點什麼才行，後來好不容易才有辦法能夠處理這件事。

　　患者在家裡的時候原本能夠在一定程度上自由活動，但當他住院時，環境驟然變化，各種限制也隨之出現。即使出現了「想回家」、「日落症候群」等症狀，也無法受到適當的照護，只會採取抑制等其他措施。感受到不適和恐懼的患者便出現B.P.S.D.（失智症周邊症狀），偶爾也會因此而被拘束住。當時的主治醫師由於尚未確定失智症方面的處置、照護、治療方法，所以只好對患者使用精神藥物，也就是實施了所謂的恐慌處方，因而導致患者需要照護的程度不斷提升。就連我們也時常給出恐慌處方。當看護師代替患者進行訴求時，說「患者A便祕了」的時候，B醫師就會處方說「那就用緩瀉劑……」；說「患者A失眠了」時，B醫師就會處方說「那就用安眠藥……」；說「患者A感冒了，請給P.L.」的時候，B醫師就會處方說「來，給你3天份的

P.L.3g（分成3次）」。訴求越多則處方越多（偶爾也會不診察，只透過電話來請求、要求指示）這種看護師和醫生之間的關係是相當良好的（即使對患者而言相當不好），因為這保持了雙方的和諧。沒錯。這就是所謂的「以和為貴」。當發生了B.P.S.D.的訴求時，就會立刻給予安定劑、鎮靜劑、抗精神病藥物等藥品，因此恐慌處方的情況才會頻頻發生。在這種情況下，有時不僅會用繩子綑綁住患者，偶爾也會用藥物來制服住患者。當我去拜託家鄉的醫院的醫生時，他便對我說：「原來是吉水的父親啊，我會好好為他看診的！」因此當時我的父親才得以受到適當的醫療和照護。不過，需要照護的程度在當時已經上升到需要身體支援的程度了。

　　所以我和大家商量之後，儘管我的醫院在縣外，我還是決定讓我的父親轉到我所創辦的昭和醫院了。在昭和醫院時，我請我後輩的內科醫師成為主治醫師，拜託當時的看護部長讓我父親進入特殊病房，並派出4、5名的專職照護師（由於2輪輪班和補休所以才需要這麼多人）來照顧我的父親，才徹底改善了處置方式。一開始，父親就連身為兒子的我都認不出來，總是一臉嚴峻，只能坐輪椅移動。多虧了主治醫師、看護師和復健人員，尤其是照護師們的照顧，我的父親才漸漸顯露笑容並恢復平靜的表情，然後我想方設法才改善到他能認出我是他兒子的程度。由於看護師和照護師們充分的處

置和對待，再加上高密度的接觸，即使只有很短的一段時間，不過透過我和親屬、來慰問的客人等人每天的看望，讓我父親所感到的恐懼感、不適感、不安感都因此而逐漸消失，並改善到需要照護3級的程度。後來，我父親在昭和醫院住了3、4年後，便交由我來照顧。

即使原本醫院的醫療人員和醫生等人並沒有實施不適當的處置，不過當時的醫療、照護水準就是只有這樣。轉院至昭和醫院後，我想可能也是因為患者是身為理事長的我的父親的緣故，所以才從許多人那得到了不錯的處置，因而導致症狀的改善。

透過這件事，我們可以得知針對失智症的處置是相當重要的。正如同我前面所述，我認為我們必須得積極應對失智症才行。我從父親身上學到了很多，比如說「成為山口縣第一個宣布廢除拘束的」這件事。下一篇我再詳細談談失智症的處置方式。

3. 糟糕的處置、看護、照護（二）

　　表1是我對失智症處置的看法。換句話說就是不適當的環境、護理的問題，尤其是護理這件事特別重要。與應屆畢業生不同，有些年長者對於失智症的概念和對失智症的看法可能還固定在以往的觀念上，所以即使他們沒有惡意，卻還是會導致做出不當的護理。在2000年代初期，Petersen RC將失智症定義爲「由於腦部的器質性障礙所引起的持續性認知功能下降狀態，這種狀態在社會或日常生活中會明顯造成障礙」。如上所述，即使失智症患者有健忘、忘東忘西這些大腦機能的障礙，但基本上感情的功能並沒有消失。因此，不適當的照顧或處置會讓患者感到不安、羞恥、羞辱，症狀一旦嚴重甚至會感受到恐懼。醫療相關人員必須得了解這一點才行。如果不把這點和處置相結合，將會導致受到照護的患者引起否定、反對、拒絕等行爲。換句話說，這與逃避、徘徊等的排斥反應息息相關，並且還會誘發B.P.S.D.（失智症周邊症狀）。重要的是要想辦法迴避這種情況，並不使其發生這件事。

表1：不適當的環境和照顧

一、不適當的環境	
物理環境：炎熱、寒冷、有噪音、聲音有回音、黑暗、過於廣闊的空間等 人類環境：應對方式不恰當的家人、照護人員、醫療人員等	
二、不適當的照顧	
1.不良的心理待遇	
（1）欺騙、否定	（2）無視
（3）當作小孩對待	（4）威脅
（5）催促	（6）不接受主觀事實
（7）排擠	（8）當作物品對待
（9）不讓做力所能及的事	（10）強迫
（11）放任不管	（12）責備
（13）中斷患者的行為	（14）輕蔑
（15）捉弄	
2.基本上要避免讓失智症患者增加不安、恐懼的身體上的照護	
（1）抓住患者的手	（2）拉著患者走
（3）推患者	（4）壓制患者
（5）從背後搭話	（6）暴力、暴行
三、適當的照顧	
喜歡、討厭的感情仍然存在	

（1）做會讓患者喜歡的照顧方式	（2）不做會讓患者討厭的照顧方式
（3）用笑容對待患者	（4）對話時進行眼神交流（和顏悅色）
（5）溫柔地撫摸患者的手並與其接觸（千萬不要抓住患者的手）	

　　舉例來講就是「要是你不做什麼的話，我就對你怎樣怎樣喔」這樣威脅患者、或是因為患者做不到而對他催促，即使患者能辦到也認為「應該做不到吧」而不讓他去做、或是無視、責備患者。即使不是出於惡意，也因為「不可以做那種事情」而拒絕並否定患者。嚴重的話就是捉弄、輕蔑、放置患者，或是像「不用再讓那個人做什麼什麼了」這樣排擠患者等等，這些不適當的處置會讓失智症患者感到不安，並懷抱羞辱、恐懼等想法。當這些情況不斷累積，不適當的處置、照護便會導致反抗、拒絕以及暴力，還請各位務必理解。實際上，並不是每個職員都會對失智症患者實施不好的待遇。然而現實情況卻是有些人在沒有任何惡意的情況下，做出了不適當的處置方式。

　　失智症的處置是相當困難的。因為失智症患者會因為住院、入所而對環境的變化感到困惑。比方說，在排泄方面的話，住院和入所時，廁所會和在家裡用慣的廁

所不同（例如地點、使用方法等會有不同，因而導致不知道該如何正確地使用馬桶），如果沒有適當的處置，將會有可能出現大小便失禁，或是在房間和走廊排尿的情況。作為應對他們的一方，就會為患者穿上尿布，並做出抑制、禁止患者等各式各樣的行為。由於失智症患者仍然對被穿上尿布、被制止做任何事情的這些事實殘留有感情，所以他們會因感到不安或覺得自己受到不愉快的對待而採取拒絕的行為。如此一來，醫療相關人員便會越來越加強抑制和指導這方面的行為。惡性循環便因此而產生。

為了解決這個問題，我認為引導患者去廁所是件相當重要的事情（總之，沒有漏尿、失禁這些事情相當重要）。定期更換尿布和為患者穿上尿布雖然是很好的處置方式，但卻不是最好的選擇。對於新住院、入所的患者，最好引導他們去上廁所，直到他們可以在廁所排泄而不會失禁。在引導患者去廁所並解決失禁的情況時，不跌倒並走到廁所這件事也有助於復健。事實上，大約在20年前，當我擔任理事長時，曾經多次向看護部長們提出建議和提案。在定時更換尿布的同時組成廁所引導隊（廁所引導隊為每個病房各選1~2人），並讓廁所引導隊按順序巡視各個病房（失智症病房會尤其頻繁地巡視），引導患者去上廁所。我要求並提議這樣做能減少實際更換尿布的次數，且也有助於患者的復健，不過卻

收到「不屬於看護部的醫師根本就不了解病房的實際情況，病房就算沒做那個也已經很忙了」這樣的回覆，因爲完全沒被當作一回事，所以就一次也沒有執行過。我因爲干涉了看護，作爲理事長的口碑便因而受到損害。現在，我認爲那個時候應該命令他們並使之實行，並作爲TQM活動來發表才對。在照護人員方面，如果授予那些累積了許多廁所引導經驗還有在這方面做得不錯的人「尿布拆除師」的稱號，並且給予其適當的處置（例如津貼、加薪、升職），再讓擁有「尿布拆除師」稱號的人進行其他新入職員的指導和教育的話，我認爲應該是個好方法吧。正如同這種排泄行爲，針對所有的醫療、看護、照護、用餐、洗澡等行爲，如專業護理人員所進行之照護認定調查的身體、生活機能（翻身、起床、行走、洗身、移動、攝取食物、上衣的穿脫、下身的穿脫、服用藥物、說自己的名字）等行爲，應做出適當的處置並徵求失智症患者的同意，讓他們去理解和體會是相當重要的。雖然是大約10年前發生的事情，不過我曾教授看護人員們一種叫做「觸摸式照顧」的方法，除了讓他們實際執行之外，我也在高齡者醫療研究會發表了這種方法。不過遺憾的是，近來採取這種措施的地方好像開始減少，或是根本就沒有再繼續採取這種措施了。

　　東京都的浴風會醫院、愛知縣的長壽醫療研究中心醫院採用「中心式的答題卡方法」和「照護管理的流

程」等方式來積極地實施失智症患者的管理、照顧和處置，使他們需要照護的程度不會繼續增加。我們要不要也學會那樣做呢？東京醫療中心（舊國立東京第二醫院）等處正在積極地實施人性照護法，雖然是法國人所開發的人性照護法，不過英國人所提倡之「以人爲本（Person-Centered Care）」的照護、看護方法也正在一些先進醫院實施當中。

　　當失智症患者住院、入所時，我認爲對他們實施會提升照護程度的處置是相當糟糕的事情。所以，我也要拜託Dr們。據說隨意地長期給出（許多人連續服用安眠藥）BZ類安眠藥的話會讓失智症惡化，並且導致沒有罹患失智症的人也罹患失智症。然後，多重用藥（包含恐慌處方）也會使失眠的情況增加，因此如果隨意地對這種失眠情況給出安眠藥的話，有可能會引發失智症或是讓失智症惡化。不謹愼（不必要）的處方也被認爲是不適當的護理厚生勞動省爲B.P.S.D制定了藥物治療指南，還請諸位多多參考。

4. 失智症的歷史：50多年前

　　失智症的歷史相當極端。距今50多年以前幾乎沒有失智症的歷史（我從醫學部畢業後50年），不過距今不到50年之後失智症卻突然開始急遽增加。雖然說開始增加，不過不僅是患病人數的動向，失智症這個用語不僅在醫療界，而且在媒體等當中也成爲了話題。在50多年前，失智症不僅沒有成爲話題，就連大多數的人也都不知道、不關心這個疾病。之所以會發生這種事，簡而言之的話就是「人類人生50年」和「人類人生80年」的差異。換句話說，當「人類人生50年」時，我們日本人幾乎在罹患失智症之前便已過世，由於罹患失智症的機會相當少、患病人數也很少，所以便沒有成爲話題。從某種意義上來說，失智症可以說是「長壽的回報」或者說是因爲長壽才出現的疾病。

　　很久以前，當我還是醫學生時曾學習過病理學。雖然病理學是一種闡明疾病起源的學問，不過當時的病理學有如下疾病的種類以及分類疾病的方法。1）畸形（先天性異常）、2）惡性新生物（癌症等）、3）損傷、中毒、4）感染症、5）炎症、6）生殖（分娩等）、7）退

行性病變（萎縮、老化）、8）循環和止血等，透過這些
方法來分類出這些疾病的種類。以前被稱作為癡呆症，
癡呆就是退行性病變的其中之一。退行性病變是人類誕
生、長大、衰老，人體和生理等機能因老而退化的症
狀，相當於老化和萎縮。因此，癡呆症便為退行性病變
的其中之一。當然，那時癡呆症並沒有出現在退行性病
變這個用語當中。只有一小部分在精神科領域中被稱為
癡呆，不過這種情況在醫學上並不太被當作一回事。

　　什麼是失智症？雖然有諸多的定義，不過這裡先作
為一個臨時的定義，假設它是一種腦部功能的障礙，尤
其是伴有健忘等痴呆症狀的腦部功能障礙。這種腦部功
能障礙如果不是先天性，而是在後天遺失曾獲得的能力
時，就被稱作為高次腦功能障礙、痴呆症或是失智症。
失智症在外語當中則稱為「Dementia」。在20年前左
右還被稱作痴呆症，不過從15年前左右便被改成失智症
了（2004年厚生勞動省的用語檢討會議上被提議變更為
「失智症」）。在我們學生時代（50年前）使用的英日
辭典當中，Dementia的意思是「痴呆」。今年（2018
年）查看了一下最近的英日辭典，發現Dementia在日
文是「痴呆或是失智症（對照「amentia」）」。像這
樣，失智症的概念便以「痴呆」這個詞彙作為用語是不
合適的表達方式為由，被變更為「失智症」，某種意義
上（非學術方面）在社會和行政方面發生了變化。

　　讓我們來追溯一下失智症的歷史吧。雖然我說要追溯，但實際上並沒有什麼可以敍述的歷史。直到現代以前都還沒有痴呆的概念，只有極少數人（活到老年的人）被用「老糊塗」、或是老耄、恍惚等詞彙來形容。並非以醫學上的方式來表達，而是以文學的方式來形容。到了現代之後才開始形容成痴呆。19世紀末精神科醫生才開始在西洋醫學中進行精神病理上的敍述，這也是在醫學方面開始採用痴呆的開始。到了21世紀，只有日本將「痴呆症」（Dementia）改名爲「失智症」（Dementia）。不過在這之前，全球罹患Dementia的患者數量遽增，醫學和藥物的研究迅速發展，就連醫療和照護都前進、進步了。

　　日本醫學會中有著日本醫史學會。在身爲醫史學的大學者、權威的順天堂大學醫學部的教授——酒井Shizu（非精神科醫生，而是醫史學的第二代教授）的暢銷書《從疾病談日本史》（2002年4月作者後記，講談社學術文庫）當中，雖然針對讓平清盛病死的「那個病」是感染症（傷寒？）、藤原道長的糖尿病，還有因胃癌所死亡的武田信玄和德川家康等進行記述，不過卻對失智症隻字未提。活到85歲的杉田玄白（解體新書作者的蘭方醫）因年老而出現的眼耳嘴（齒）問題而感嘆，雖然描述了長壽的艱辛，但也沒有提到失智症。博多的仙崖和尚在《老人六歌仙》中所描述的也是老糊塗的事情，對

失智症果然還是隻字未提。那是因爲他們沒有失智症的概念。

　　近年來，在精神醫學領域有一門叫做病跡學的學問。病跡學在意譯上是以精神醫學及心理學的觀點來研究歷史上傑出人物的生涯，並闡明疾病在他們活動中的意義的一門學問，被稱作是疾病誌（Pathography）。其實我從醫學部畢業並在沖繩（夏威夷大學）進行實習後，便進入大學的第二精神醫學講座，在那裡我學習了很短一段時間的疾病誌。其實我從學生時期便開始出入那個教室，在那學過德語（那個教室的K教授是我的恩師，也是日德協會的會長，曾讓我在科隆大學短期留學）。自從我在那個協會（疾病誌研究會）偶然發表了希特勒是否罹患有偏執症（paranoia）的觀點後，教授非常稱讚我，說這很有可能是一個新理論，我便開始沉迷於其中。病跡學以精神科醫師爲中心，以和「天才和瘋狂只有一線之隔」的論述（K教授有一本病跡學的大作，作者是曾擔任五高英語教師的夏目漱石）來描述心理疾病。就失智症與病跡學的關係而言，有一個豐臣秀吉的例子。豐臣秀吉從年輕到成爲太閣秀吉爲止的期間，都是一個非常有能力和聰明的人，是能對周圍的環境表示理解、揣測人們感受的人物，曾因此被稱作「籠絡家」。不過到了晚年（關白以後）卻有嚴重放蕩、殺害、不法的行爲。他因額葉退化而對所有事情都變得易

怒，於是不僅殺了利休和姪子的秀次，更是處死了秀次的妻子、愛妾、子女等20多人。這件事情有諸多觀點，有人說這正是偏執症、腦血管障礙性失智症或是阿茲海默症等等的意見。無論如何，日本病跡學的創始人——元久留米大的王丸勇教授（畢業於九大）曾在病跡學上敘述秀吉是「一個偉大的恍惚武將，無法好好度過晚年的一位人物」。晚年的秀吉至少已經老糊塗了，所以才會做出那樣放蕩的行為，以至於無法好好度過晚年。

另一個與秀吉相似的偉人則是晚年的毛澤東。他在壯年時期是偉大的革命家，由於在理論、著述、實踐方面都相當出色，便活到了80多歲。他在後半生發動文化大革命，處死或餓死了6,000萬人（並非是6,000人）的中國人。晚年毛澤東成為了神明，癡迷於中國的神仙思想，為了讓自己返老還童，便打算吸收年輕女子的精力，和許多女性（主要是護士）同床共枕，不再與年老的江青接觸，不過江青等4人卻利用了毛澤東的領袖魅力。當時失智症在病跡學方面還尚未受到關注，所以思覺失調症之類的各種疾病便成為病跡學所追蹤的對象，用於許多文學家（夏目漱石、芥川龍之介等）、詩人（波特萊爾、亞杜·韓波）和哲學家（尼采等）等人的病跡當中。然而，如今隨著高齡社會化的發展，失智症本身比病跡學來得更受關注。

5. 失智症的歷史：50年以後

　　昭和30年代末「1960年代初期」，身為醫學生的我們對痴呆症了解甚少，當時的病理學書籍中也幾乎沒有提及這個疾病。我在其中一部分主要是學習精神科學。當時的醫學大辭典記載說：「痴呆（Dementia）：老人痴呆（senile dementia）、一種由大腦的老年性退行變化所引起的精神障礙」。另一方面在精神科學的教科書中，老人痴呆、阿茲海默症、皮克氏病僅在老人精神醫學項目中被簡要提及。這時還沒有針對路易氏體失智症的記載。其中，老人痴呆被描述成「老人性的大腦萎縮，病因未知，與遺傳多少有些關係」，不過卻詳細描述了精神病理學的症狀。在這當中，阿茲海默症和皮克氏病是相當罕見的疾病。

　　阿茲海默症是1906年由德國精神科醫生阿茲海默進行病理解剖後，描述除了大腦皮質有廣泛的萎縮之外，顳葉的限局性萎縮尤為嚴重的一種疾病。不管怎麼說，在1960年代，痴呆症是一種精神疾病，儘管除了腦萎縮之外，其病因尚不清楚，但精神病理學症狀的描述幾乎和現今差不多。雖然多發生在老年人身上，不過它還是

被認為是一種罕見的疾病。昭和50年代，即使是在痴呆症的實際臨床現場，也沒有多少痴呆症患者。然而，並沒有有效的治療性藥物，醫生的工作就是觀察和記錄病人的進展和症狀。因為沒有藥，所以便隨意開了沒有副作用的胃藥和維生素之類的當作處方。昭和60年代時，痴呆的患者稍微增加了。這個時候也還沒有什麼適當的治療，醫師雖然也會聽患者家屬的話，不過他們和患者閒聊和對話只不過是為了了解症狀而已，無論是醫療相關人員還是患者的家屬，都被「就算和患者說了也不明白」這個偏見給束縛住了。

　　1990年代初，在我創立茜會昭和醫院時，由於厚生勞動省宣布將服藥指導制度納入保險當中，所以當時身為昭和醫院初代院長的我便要求藥局長從明年4月（生效時）起開始指導患者如何服用藥物。既是我的前輩又比我年長，有志氣的藥局長斥責我說：「教一個痴呆的老人吃藥有什麼用呢！就算能得到點數，對一個什麼都不懂的老人患者進行服藥指導只不過是在浪費時間！我是不會做那種賺錢的行為的！」

　　當時以「山口縣第一」為目標並且身為院長的我便向他說明：「這是厚生勞動省想要啟動的制度，並不是不好的制度。正因為是痴呆的患者，所以最好還是向他們說明藥物型態的變化和服用的方法」然後命令且強制執行這件事。於是，訪問服藥指導也是由山口縣最先開

始引入的。然後，我不僅讓第2代藥局長等人在日本藥學會上發表了當時很罕見的訪問服藥指導，甚至還和總院長（某醫大名譽教授）一起寫了論文。不過對於當時的失智症患者而言，即使是身為資深醫療人員的藥局長（另一方面，正因為是醫療的資深人員，所以被醫師要求服藥指導時才會抗拒也說不定），對於他們也是那樣的理解，就連很多資深護士也大多是差不多的理解。

於是，當時的昭和醫院理所當然地實施了抑制、拘束（綑綁、束縛）行為。然後，有很多患者便出現了膝蓋、足部的攣縮、尖足的情況（這些在其他縣、同縣的大部分醫院都理所當然的存在，也進行了這些行為）。要對這些患者實施復健並解除拘束、抑制是相當困難的。身為院長的我便和總護士長、護士長們吵架，並且進行了討論、議論。不過這卻很不得人心，被批評說：「明明是醫生卻干涉看護方面的事情，甚至還插嘴。」雖然幾經波折，不過我在最後還是強制執行並進行命令，成為「山口縣第一個」發表廢止拘束宣言的醫院。當這件事被媒體採訪報導後，護士長和總護士長的態度就徹底改變了。她們說實際上「並沒有任何人反對廢除拘束這件事」。

在積極的意義上，必須要好好利用媒體才行，不要被媒體所利用。當時我拜託我在東京的朋友，讓A報社的前記者作為顧問每週來一次醫院，於是我們醫院便成

爲山口縣第一個成立主頁的醫院，並請他爲我們製作文宣雜誌，進行文宣委員會的指導。雖然這是一件好事，不過當我成爲「山口縣第一個」將護士的三班輪班制改成二班輪班制的醫院時，曾在醫療監察時被行政機關的看護負責人給狠狠地痛斥了一頓：「區區一個昭和醫院（不是大學醫院或國立醫院的意思）卻率先採用二班輪班制是怎麼一回事？」所以，當我在山口縣（民間）率先通過醫院機能評估時，就幾乎沒有收到行政機關的指摘和指導了。

　　言歸正傳。患者團體的名稱是「擁有痴呆老人的家庭會」，我認爲痴呆症最嚴重的並不是患者而是患者的家庭。即使到了現在，失智症對家庭和患者而言都還是相當辛苦的。在那之後過了約35年，開發出長谷川式簡易心智量表的長谷川和夫醫師（精神科教授）在1994年時表示：「阿茲海默型痴呆是1907年由德國的精神科醫師A‧阿茲海默博士所發現的，所以才會這樣命名」、「痴呆症大致上可分爲腦血管性痴呆和阿茲海默型痴呆」、「這個比例雖然在日本是6比4」、「不過阿茲海默型痴呆正在急遽增加，預計將來會有逆轉的可能」。另外關於大腦，他說：「大腦是人體中僅次於肝臟的大器官，約1,300克。其中，掌管人類行動、記憶、思考的腦神經細胞約有140億個。」在過了四分之一個世紀後，情況發生了巨大變化。說白的話，就是因爲少子高齡化

的關係。然後我便了解到許多事情。

關於那些事情，我會在下一期進行敘述。由於現在失智症的患者正在迅速增加，所以我們必須想辦法應對才行。因此，醫療界和國家、縣和市的行政機關已經開始以醫療、看護和照護來全面應對。到目前為止的急性期醫療，其實只要以醫療和看護來應對就足夠了，不過要應對慢性期、失智症、高齡化的話，光靠醫療和看護是不夠的，必須得加入照護才行。在新增和引進這種照護時，國家（政府）便制定了照護保險制度。創立照護保險的事務次官岡光厚生取得了巨大的成就。1990年代，他成立了專案小組，在研究歐洲先進國的照護保險等制度時，最終以德國的照護保險為參考，並於2000年創立並實施。該照護保險的實施為高齡者醫療和失智症的應對做出了巨大的貢獻。展望未來10年、20年所創立的照護保險，確實是一項偉大的事業。然而岡光事務次官卻被捲入了某個事件當中，以至於無法善始善終。失智症患者逐年增加，不過由於這種疾病是幾乎無法治癒的，所以我們不得不採取刻不容緩的應對方式。因此，照護保險變得不可或缺。

在過去的10～20年間，針對失智症的研究、患者人數的增加以及醫療、看護、照護和醫療費用的增加都在以驚人的速度在增長，並且患者的增加尤其顯著。研究費用、醫療費用和患者人數的增加除了在日本以外，在

世界的其他先進國當中也相當顯著。於是便發表有相當
眾多的論文、論說和論評。由於數量相當龐大，所以品
質相當良莠不齊，也有些相當可疑的文章。

6. 關於失智症的最新發現
（相當確實的資料）

在過去的20年裡，我了解了許多關於失智症的事情。此外，還對各種事物進行了實驗、研究和實施。不僅日本，這是世界各國在這20～30年間積極研究失智症的成果。

雖然我試圖將這些成果都列舉出來，不過內容實在是太多了，所以我便分成了2個部分。我在No.6會談論相當確實的成果，在No.7會談論確實但不知道為什麼會這樣的成果。

1. 失智症患者的大腦中發生了β澱粉樣蛋白的沉積。
2. 由於沒有好轉，所以打算透過看護、照護（處置相當重要）來應對（目前尚無法治癒失智症）。
3. 即使認知（記憶）不好，感情卻仍然存在。
4. 處置時不可傷害患者的自尊心，應盡可能地接納患者。
5. 白天容易困倦的人腦中容易積累β澱粉樣蛋白。
6. 即使成功去除β澱粉樣蛋白，不過AD（阿茲海默症）卻沒有改善。
7. 睡眠不足會增加β澱粉樣蛋白的積累。

8.因睡眠呼吸中止症所引起的睡眠不足會增加β澱粉樣蛋白的積累。

9.最好在MCI（輕度認知障礙）的階段開始治療AD（阿茲海默症）。

10.我們發現路易氏體失智症有許多種類，並且與帕金森氏症相關。

11.對皮克氏病有很深的了解，比方說皮克氏病是額顳葉失智症的一種。

12.失智症的進展與β澱粉樣蛋白、Tau蛋白的積累和海馬體的萎縮有關。

13.β 澱粉樣蛋白會在失智症發病之前的25年前開始積累。

14.西洛他唑可以促進β澱粉樣蛋白的排出。（國立心血管疾病中心）

15.由於失智症是大腦的糖尿病，因此最好將胰島素投與到大腦中。（華盛頓大學）

16.人性照護法：以人道的方式對待失智症患者。（法國）

17.以令人舒適的態度接觸他們，當他們感到舒適的話，他們的攻擊性就會減少，而且會變得平靜。

18.容易罹患失智症的文明病。（九大久山町研究）

（イ）　糖尿病

（ロ）　高血糖

失智症的時代 家庭與地區的重生

（八）　高血壓

（二）　肥胖

19.中風和心臟病的預防措施與失智症的減少有相當大的關係。（劍橋大學）

20.在MCI（輕度認知障礙）的階段開始預防的話將可以極大限度地預防失智症。（密西根大學）

21.失智症患者的步行速度通常不超過80cm／秒。

22.MCI患者有腦部微出血。（伊利諾大學）

23.若是拘束患者身體的話，將會提升患者需要照護的程度。

24.肌肉和大腦是相連的。（肌肉訓練可以抑制失智症發病。）

25.路易氏體失智症會有幻視、幻覺。REM睡眠障礙也是如此。

26.缺乏VB 會引起失智症（如果VB 持續缺乏，將會出現失智的症狀）。

27.維生素M（＝葉酸）可以預防失智症＝細胞分裂同半胱胺酸（homocysteine）→活性O ←葉酸（賓夕法尼亞大學）

28.眼神接觸有利於應對和處置失智症。

29.失智症患者的視線範圍會變得狹窄。

30.罹患失智症時，空間、認知上的障礙將和記憶力、判斷力的障礙一起出現。

31.失智症患者的觸覺也會有所下降（需要溫柔地觸摸，切勿抓他們的手），所以千萬不可抓、拉他們的手。

32.前額葉皮質的血流量如果減少的話，將變得容易引發失智症。

33.飯後出現的強烈睡意是飯後低血壓所引起的。飯後低血壓會對大腦產生不好的影響（β澱粉樣蛋白容易積累）。

34.放任聽力衰減不管的人容易罹患失智症。

35.臨床表現前AD是指阿茲海默症的病理變化已經開始，但尚未出現認知功能障礙的症狀。不過在記憶檢查、執行功能檢查當中會有輕微喪失的趨勢。（東大岩坪教授）

36.載脂蛋白（apo）Eε4基因型的攜帶者容易罹患阿茲海默症。（J-ANDI研究）

37.一旦罹患阿茲海默症，腦脊髓液當中的磷酸化Tau蛋白將會增加。

38.良好的照護

（イ）　注視患者的眼睛與其說話

（ロ）　用笑容對待患者（在患者的視野內）

（ハ）　動作不要太俐落（要慢慢的）

（ニ）　和他說很多話

（ホ）　不要訂正錯誤

（ヘ）　不要維持距離感（要靠近他）

　　以上是幾乎可以確定且未來不太可能發生變化的事項，其他的我將在No.7中描述。

7. 關於失智症的最新發現
　（確實但不充分）

　　接下來我要針對確實但不充分的資料來進行敘述。有些事情可能會在數年後判明，也許也會有錯誤的結果（比方說，雖然現在治不好，不過當其他研究進展後就變得可以治癒之類的）。我也有一些需要反省的東西，比方說是尼古丁。

　　2019年1月，某週刊雜誌表示「尼古丁可以預防阿茲海默」，並且相當暢銷。日本禁菸學會反駁「這篇報導違反事實」，並且發出了抗議文。針對這一點，我有一些需要反省的事情。距今約35年前，我曾在某個機關刊物上發表過一篇關於香菸的論文。即使當時已有人說「香菸有百害無一利」，不過我還是發表了「透過抽菸來攝取尼古丁，可以使頭腦清醒」、「香菸是思考的翅膀」、「雖然有百害，但至少會有一利」等內容的論文。當時我曾說出這種話。不過到了現在，我理解到那篇論文多少有些錯誤或是不正確地方。針對尼古丁，雖然加拿大某所大學的教授曾進行過小鼠細胞實驗，京都大學的某名譽教授也曾進行大鼠細胞實驗，並得出了前述的結果，不過卻沒有進行過對人的實驗。此外，我認為那些論文有個問題點，那

就是它們是由JT（日本煙草產業）所資助的研究。像這樣，直到數年以前或多或少都是事實的事情，隨著研究發展也可能發現並不是事實。

39.失智症一旦惡化就不會再好轉（＝不會治癒）。

40.現今沒有阿茲海默症的藥物，即使現在的藥物能稍微改善，但還是沒有可治癒的藥物。

41.阿茲海默症的基因療法似乎是有效的。

42.BPSD（伴隨失智症的行動、心理狀態）的治療方法雖然變得相當可行，不過卻還是無法治癒。

43.使用指尖（精細的工作）、嘴巴（對話、說話）的行為能有助於預防失智症。

44.大腦訓練和DBS（深層腦部刺激療法）可以抑制阿茲海默症的發展。

45.聆聽某種音樂可以抑制阿茲海默症患者的興奮和不安（音樂療法）。

46.美金剛胺（Memantine）對阿茲海默症患者的BPSD（伴隨失智症的行動、心理狀態）有效。

47.MCI（輕度認知障礙）患者的預後參差不齊，三分之一進展、三分之一維持、三分之一改善。

48.攝取維生素C可有效預防某種（攜帶apoE4的女性）患者的AD發作。

49.超音波治療（LIPUS＝低強度脈衝超音波）對輕

度AD患者有效。（東北大學）

50.攝取某種肽（乳清蛋白等）可改善認知功能。

51.焦慮往往是易怒的失智症患者的根源。應對這種焦慮是相當重要的。

52.對失智症的分類已經相當清楚了：

（一）阿茲海默症（AD）。（二）路易氏體失智症（有路易氏體）。（三）皮克氏病（出現皮克氏體）。（四）腦血管性失智症。（五）額顳葉失智症（FTD）。（六）年輕型失智症。（七）酒精相關性失智症。（八）小洞性失智症。（九）常壓性水腦症（NPH）。

53.高學歷的人比低學歷的人更不易罹患失智症。

54.在人口逐漸高齡化的歐美先進國，失智症的發病率正在下降。

55.在高齡化急遽發展的日本，失智症患者的數量將在未來一段時間內持續增加。

56.失智症患者有海馬體的萎縮。

57.服用西洛他唑（活血藥物）可防止認知機能惡化。（國立心血管疾病中心）

58.罹患阿茲海默症的人有很多壓力荷爾蒙。因此更容易出現BPSD的症狀。

59.當腦內網路的連結變得薄弱時，就會容易罹患失智症。

60.通常走路緩慢、步伐小、走路不穩的人容易罹患失智症。

61.MCI讓同時進行走路和思考變得困難。

62.MCI患者如果不提高注意力的話就無法給出回答。（華盛頓大學）

63.MCI患者可見的變化：

（一）覺得出門很麻煩。（二）不再介意穿什麼出門。（三）一句話說了好幾遍的情況增加。（四）因為零錢的計算很麻煩，所以開始用鈔票付錢。（五）不再做費心思的料理。（六）調味方式變了。（七）車子容易擦撞。

64.1天快走（會喘的程度）1小時、1週約快走3次，機能就會恢復。這樣可以恢復腦內網路連結的強度（讓大腦恢復活力）。（伊利諾大學）

65.FINGER研究可以預防失智症（瑞典卡羅林斯卡學院）：

（一）運動。（二）飲食。（三）認知訓練。（四）健康管理。

66.拘束是必要之惡嗎？實際上仍有許多地方在進行拘束的行為。

67.記憶需要（一）「記住」。（二）「維持」。（三）「提取」等三者兼具。改善失智症的生活習慣有：

（一）運動：快走。（二）肌肉訓練。（三）料理。（四）刷牙。（五）音樂。（六）畫畫。（七）大腦訓練。（八）遊戲。（九）睡眠等諸如此類。

68.良好的飲食可以預防失智症。

69.良好的照護（人性照護法）：

（一）注視患者的眼睛與其說話。（二）用笑容對待患者（在患者的視野內）。（三）動作不要太俐落（要慢慢的）。（四）和他說很多話。（五）不要訂正錯誤。（六）不要維持距離感（要靠近他）。

70.照護人員和醫療人員不應該同情失智症患者，以同理心來和他們相處是相當重要的。

71.骨鈣素（Osteocalcin）有助於預防失智症。

72.同時使用左腦和右腦有助於預防失智症。

73.經常處於焦慮和壓力之下的人容易罹患失智症。

74.由於失智症無法治癒，因此需要透過看護、照護來應對。

75.由於失智症目前無法透過治療來治癒，所以行政機關正在制定和擴展看護、照護等諸項制度。

76.發現了一種可以捕捉失智症跡象的血液生物標記，該物質為三種蛋白質：（apoA-1、TTR、C3）（筑波大）。

77. 血清sTREM2值的升高會使失智症發病的風險上升。（發現失智症的新生物標記）

（sTREM2值：soluble triggering receptor expressed on myeloid cells）

78. 日式ACP不適合失智症患者。

ACP：（Advance Care Planning）

79. 高齡者的衰弱為失智症的危險因子。

（加拿大戴爾豪斯大學）

80. 失智症的簡易檢測有許多誤判。

（英國艾希特大學）

81. 臨床表現前AD高齡者持有apoE基因的ε4基因型的頻率很高（東大）。

82. 可從AD患者的血液中定量測量p-tau（磷酸化Tau蛋白）了。（日本醫療研究開發機構：p-tau是一種病理性蛋白質，會在阿茲海默症患者的大腦中特異性積累。）

83. 胺基酸有「L型」（左）和「D型」（右），尤其是當天門多胺酸自「L型」轉變成「D型」時，就會發生老化或失智症。（京都大學）

84. β澱粉樣蛋白的假設是錯誤的嗎（？）截至2019年3月，「阿茲海默症治療性藥物」的開發在全球均告失敗。

即使目前在統計上有出現、也有許多案例可供研究，不過我們並不完全理解爲什麼會發生這樣的情況。因此，未來可能會有所不同。換句話說，正確率超過50％（統計上），不過目前尚未清楚正確率是否位於80％～90％。

我試著列舉出這些項目。雖然有一部分重複（相對）、也有一部分稍微矛盾，不過我希望各位能夠理解世界各地正在進行許多的理論和研究。隨著進一步的研究發展，有些可能會被修改，也有可能會被認作是理所當然的事情吧。

8．心理疾病：醫療事故、暴力、犯罪（一）

　　目前失智症發生在許多人身上。在我們茜會、曉會和其他事務所的職員當中，有許多高齡者也發生了失智症。其中包含了許多的糾紛和問題。比如說，在其他醫院或企業體任職，退休後進入我們醫院或團體的人，以及加入茜會、曉會多年的高齡者們。不知道是幸運還是不幸，由於這些人年屆高齡，所以他們都是幹部和高層人員。要是這些人罹患失智症的話就糟糕了。首先，由於他們是醫療人員，所以很難對他們進行診察或診斷（例如他們會不喜歡診察、拒絕診察／診斷等）。因為他們是高齡者，而且還是擁有經驗的人們，所以才會成為幹部。也就是說，由於他們比一般職員占據了更高的地位，所以他們底下的人們很難去勸告、建議、指責他們。

　　當某位醫生因為年紀大，所以從醫務室到了病房後便忘記回去的路；為了上班而離開家裡，卻始終無法抵達醫院；明明只是從醫院回到家中，卻沒辦法順利回家。出現這種情況的人員，身為他家屬的人們便可以將其理解成罹患了失智症。不過，如果罹患的是小洞性失

智症（有時會有失智症的症狀，即使會以奇怪的行動和言行，過了一段時間後也會暫時恢復正常），神經內科的醫師便需要在暗中診斷，要是院長等人認為會造成其他患者的困擾的話，便會要求他們辭職，而他們便會在無法理解的情況下被辭掉工作。這種情況並不少見。

　　此外，之前曾有過某個案例，某位職員因為失智症而辭職後，日後便前往勞動基準監督署控訴：「自己被解雇了。」勞動基準監督署決定先採取暫時處理的方式，於是他們便詢問患者：「話說回來，您目前年紀多大呢？」時，當患者回答：「我已經70幾歲了」之後，勞動基準監督署的負責人便告知：「我已經理解了，請您先回家吧！」並請他們暫時回去，過幾天後就來告訴我們事情發生的經過。或者，某位優秀的醫生從公立醫院退休後，我便請他加入我們的醫院，不過在外面舉辦晚宴時，他從樓梯摔下去並撞到頭以後，不久後便罹患失智症。由於他已經連房間都沒辦法自己回去了，於是我便請他離職了。由於當時那位醫師的夫人原本就是醫療相關人員，所以只有說：「辛苦你們了！」並沒有發生任何糾紛。不過這種人僅占少數而已。聽說他在入住設施很長一段時間後，便在數年前去世了。

　　由於F、G、H、I、J等人都年屆高齡且已罹患失智症，所以我便要求他們辭職，沒想到後來他們的親屬會過來向我們控訴。以家庭的立場來看，即使他們因為高

齡而罹患失智症，但他們依舊還可以行走。因此，請他們離家工作會是對他們比較好的選擇。雖然我也希望他們能有工作（也就是收入），不過因爲他們身爲醫療、照護、福祉相關人員，這樣的話會對患者和顧客造成巨大的困擾，所以我也只好請他們離職了。由於是心理疾病（失智症等），所以親自離職或者坦然離職的人相當地少。心理疾病不同於每個人都可以用肉眼識別出的身體障礙。此外，症狀較輕微的時候，只有在密切接觸並受到一些傷害時才能發現這個人罹患了心理疾病。

近來，歐美正在針對年齡增長所伴隨的認知功能低下、心理學的變化與經濟活動之間的關係，進行一個名爲金融老年學的跨學科研究。這不僅僅是因爲失智症患者會遭遇詐欺等被害的關係，當輕度失智症患者在不知情的情況下仍處於較高的社會地位時（如：執行董事、常務董事等），也有可能會對該組織、企業、公司帶來經濟上的損失或損害。我們這裡原本有一個能幹的行政事務幹部（事務長或與其相當的人員），在好幾年前都還做得不錯，不過在他（慢慢地）發病並且發現自己罹患失智症之後，他就辭職了。之後我們便發現他還在職的時候，那個部門就時常入不敷出。除此之外還發生了多起奇怪的人事變動（好惡分明或是意義不明的人事變動等），還有該部門有能力的人（年輕人）離職等情況。

這要是發生在醫療、照護方面的話，情況將會相

當嚴重。比方說，罹患失智症的醫生會處方出所有他認識的藥物，或是有不適當的指示或處方，這樣的話將會非常麻煩。當罹患失智症或心理疾病的藥劑師當作自己有按照處方箋，進行了一些奇怪的配藥的話，就可能導致醫療事故發生。這是身為醫療相關人員不可饒恕的事情。在我們醫療、照護、福祉的職場中，由於目前醫療相當進步，而且也開發出各種輔助身體障礙的機器、器具等物品，所以即使是身體具有障礙的職員，也能夠完成業務。

　　比方說，現在就連具有色覺障礙的人都能夠取得醫師或藥劑師等醫療執業的執照了。最近去世的霍金博士，是一位和我年紀相當的著名英國物理學家。他罹患ALS，無法走路也無法說話。他雖然作為「輪椅物理學家」而聞名，不過因為醫療和身體輔助器具的開發、發展，他便成為了劍橋大學的教授。然後在2018年3月時去世，享年76歲。

　　另一方面，心理疾病在目前還沒有確定的治療方法。目前還是很難處理心理疾病，所以心理疾病無論是失智症、憂鬱症還是思覺失調症，這類的患者都很難參與醫療方面的工作。令人困擾的是，患有心理疾病｛失智症、憂鬱症、人格異常（像熱水器一樣瞬間爆發感情等）、心理發展障礙、精神病質、精神病｝的職員通常不會出現在視覺上（外表上），所以如果本人和其家屬

失智症的時代 家庭與地區的重生

等人覺得症狀很輕微的話，就不會讓他辭職或離職。易受壓力影響的照護人員對沒有任何力量的失智症老人施加暴力或是進行虐待等行為，在近來並不少見。之前曾出現患有精神病的前任職員在福祉設施殺害許多身心障礙人士，還有在神奈川縣的老人之家，曾發生過照護人員將許多老年入住者從樓梯推下，並殺害他們的案例。雖然這並不是因為失智症的緣故，不過媒體上幾乎每天都會報導那些因心理疾病而閉門不出的人們將身邊的人（家人或認識的人、親戚等）和鄰居殺害的事件。

　據說由心理疾病（精神病等）所引起的犯罪，並不會追究加害者的罪行，還有可能減輕加害者的刑罰。不負責任的第三方、評論家和進步的知識分子可能可以理解這點，不過對於被害人家屬而言，他們是無法理解的。一名被害人的家屬曾表示：「一個有精神障礙的人殺了人怎麼可以不被追究？被害人該怎麼辦才好？會發生這種事情代表法院和法律都錯了」。因此，當患有心理疾病的人引發事故或事件時，該患者的管理人將承擔其責任。然後，失智症的問題之一就是暴力和虐待。這種事情有兩個方面，一個是失智症患者對醫療人員進行性騷擾或暴力，一個則是內心脆弱的照護、看護人員或患有心理疾病的醫療人員對患者施加暴力或虐待。這種情況往往相當隱蔽且難以發現，發現時有可能已經變成事件（犯罪）等情況，所以相當嚴重。

　　不管怎麼說，身體有障礙的人只要得到一定程度的醫療或器具等的輔助，那麼他是可以成為醫療相關人員的，不過我認為患有心理疾病（失智症、精神病、憂鬱症、思覺失調症、心理發展障礙、腦瘤後遺症、病態人格、心神耗弱等）的人不應該成為醫療相關人員。醫療、照護、福祉行業是心理疾病患者必須離開的工作場所。我們的職場也曾有許多失智症的患者，不過都已經請他們離職了。這不僅是我們的問題、職場的問題、患者的問題，更是我們自己的問題。

　　據說在現今的日本：

　　1.100歲以上的老人有3萬人……極輕度的心理疾病

　　2.年輕的失蹤者有3萬人……輕度的心理疾病

　　3.老人的失蹤者有3萬人……中等程度以上的心理疾病（多因為失智症所引起）

9. 心理疾病：醫療事故、暴力、犯罪（二）

　　在2019年時，包括失智症和精神病在內的「心理疾病」是不會治癒的。對於像感染症那樣，從外部侵入異物而引起的炎症等情況，現在只要有適當的治療便能完全恢復。這個稱作爲治癒。失智症和精神病等「心理疾病」即使可以透過治療來改善，但是幾乎是無法痊癒的。目前正在進行各式各樣的研究和開發。不過，據說失智症是由於β澱粉樣蛋白、Tau蛋白和其他物質積累後造成神經細胞萎縮、被破壞所引起的，所以只要無法再生神經細胞等物質，失智症就是沒辦法治癒的。因此現在應對的方式就是讓失智症較晚發病、或是嘗試不讓失智症發生，如果失智症仍然發病了，則盡可能地減緩其發展。發病的患者則需要對症治療和良好的處置。在延緩發病這一方面，據說可以透過文明病、飲食、運動、精神方面等的干預來延緩發病時間。

　　美國的密西根大學和九大的久山町研究等處指出，失智症的危險因子包括：1）年齡增長、2）頭部受傷（摔倒）、3）文明病（尤其是A.高血壓B.糖尿病C.肥胖）、4）抽菸、5）社會、經濟上的因素、6）遺傳因

素、7）憂鬱症、8）聽力衰減、9）視力衰退、10）學歷等。據說盡可能地避免這些危險因子就可以預防失智症發病（最近也有人認爲學歷與失智症無關）我們已經發現，即使這些項目無法預防發病，但可以延緩發病的。

當失智症患者發病時，一般認爲非藥物治療是治療失智症的最佳方法。良好的照護和適當的應對方式有許多好處。舉例來說的話：1）沒有副作用、2）可以在沒有醫師的情況下參與、3）基本上不需要花費費用（雖然不需要藥物等費用，但要花很多人事費）、4）能夠適應所有行動障礙、精神症狀、5）可爲每種案例設計不同的處理方式等。

不過，針對失智症已經發生很久或是變成重症、難以處置的案例，還有B.P.S.D.等疾病，堅持使用非藥物治療反而會讓情況變得更加不好。當堅持非藥物治療而導致應對、處置做得不好時，患者和照護人員之間的人際關係將會破裂或是變得相當困難。這樣的話，在最壞的情況下將會出現照護的忽視／放棄、照護人員對患者施加暴力（虐待）、患者對照護人員的暴力等情況。嚴重時可能會導致謀殺等相當重大的情節發生。對於難以處置的案例，也就是在患者和照護人員之間的人際關係破裂的情況，如果還堅持非藥物治療的話是相當不好的。在這種情況下，我認爲有必要積極地進行藥物治療。藥物治療包括美金剛胺、抑肝散、抗癲癇藥物（帝拔癲、

癲通）、抗精神病藥物（喹硫平）等藥物在內，據說對易怒、暴力行為嚴重的失智症患者可以投與卡馬西平（癲通）。關於這一點，厚生勞動省提供了B.P.S.D的藥物治療標準，各位可多加參考。

這有關於患者的處置、治療，在目前的階段，對於我們負責照護的一方來說，失智症和心理疾病已經不再與自己無關了。那是因為負責治療、照護的人員（醫師、看護師、照護師、各種職業）也會罹患心理疾病。當這些人長年工作並且邁向高齡（我也即將成為其中一部分）的時候，照護人員本身也會罹患失智症或是引發心理疾病。當負責治療、照護的人員罹患「心理疾病」時，至少得從給予醫療、照護的一方轉變成接受治療的一方才行。屆時的問題點就是，長年負責醫療、照護工作的人員大多都會因為年資的關係，處於具有權力、地位的高層。也就是說很多人都是幹部，所以當他們無意識地行事時，下屬和年輕人很難去責備他們，或是建議他們去接受治療。

在過去的30年內，我們醫療、照護、福祉團體中有許多人因為心理疾病和失智症等原因而辭職。不過，這種情況並非總是一帆風順。

當患者沒有病識感和常理時，最好應從負責照護的一方轉移到接受照護的一方。此外，當憂鬱症、思覺失調症、失智症還有其他心理疾病的患者寫處方箋或是

發出醫療方面的指示，還有失智症的藥劑師調配藥物、失智症的護士長對下屬下達各種命令時，都會出現各種問題，甚至也有可能導致醫療事故的發生。在我這邊曾經發生過一個不是醫師的幹部，之前相當能幹且做得很好，不過在他慢慢地（漸漸地）發病以後，我們發現了這件事情並請他離職。之後我們便發現那個部門除了時常入不敷出以外，還發生了奇怪的人事變動，導致該部門其他有能力的人陸續離職等情況。其中最嚴重的例子我已在前項的「病跡學」中有所描述。

不僅是失智症，這也會出現在與暴力息息相關的心理疾病（思覺失調症、精神病、人格異常等）上。近來經常出現在新聞、報紙等方面的無差別殺人、「無論是誰都好」只是想殺人看看、對幼小人士的大規模殺人等，都是由身體健康但沒有「正常思維」的人所做的事情。也就是只有「具有心理疾病」的人才會做的事情。一名闖入附屬小學並大規模殺害、傷害學生等人的某死刑囚犯，後來被發現患有腦瘤。據說這位死囚年輕時是個正常人。像這樣，即使出生時相當正常的人，也會因為腦瘤越來越大而在性格、道德觀念、行為上變得異常，這種情況並不少見。即使沒有達到那種程度，不過近來時常發生易受壓力影響的照護人員對失智症老人等身體虛弱的設施入所者進行虐待等行為的情況。罹患心理疾病的人很難站在施以醫療的一方，應該要站在接受

治療的一方才對。

如今，如果早期進行適當的治療，會有相當多的人可以改善或治癒結核病、癌症、傳染病等身體疾病。不過在近期之內，「心理疾病」是不會好轉的。這些人不應該負責醫療方面的工作，而是應該接受醫療和照護。

10. 失智症與人生最後10年的問題

　　隨著年齡的增長，人們有時會忘記一些事情。其中常見的例子就是記得人的臉卻想不起名字的情況，這就是輕度失智症的開端。面部記憶和名字的記憶是不同的，面部記憶是透過從視覺皮層輸入面部、身形這兩個方面來進行記憶的。這種記憶是我們智人還是直立人的時代就有的，當遇到那張臉的動物或是有相同面貌的人類時，如果那個人很危險的話，就必須立刻逃離他才行；當那個面貌屬於友好的面貌或是同伴時，就可以和他「好好相處」，這是相當原始的記憶。除了記住長相這種原始的記憶以外，我們智人（Homo Sapiens）在進化的過程中開始展開社會生活，並建立家庭。然後開始可以識別「我們」（150人左右的集團）和「他們」，包括這些在內，集團逐漸變大，光靠臉已經無法記住許多事物了。

　　開始對話的時候，需要詞彙和文字來識別每個人，所以便開始為每個人命名。當我們像這樣成為智人並且開始對話時，我們人類就有了名字。因此，記住名字這件事與面部記憶相比要來得晚一點，作為我們大腦的機

能，它透過額葉的記憶來編入我們的海馬體。所以忘記名字卻記得臉的這種事情，其實是極輕度的失智症的開端。我們會忘記的就是成爲智人之後才出現的名字的記憶。

面部記憶是我們身爲直立人和猿人時的更原始的記憶，更何況這些記憶是我們爲了避免生死危險而發展起來的，所以才會不容易遺忘。失去這種記憶意味著失智症已經開始發展了。

忘記東西放在哪裡、忘記日期、同時做兩件事的話就會只做一件事情，然後忘記另外一件事情等，這種健忘和臨時想不起來事情就是輕度痴呆的開端。輕度痴呆就是輕度失智症，人一旦痴呆，即使是現在的醫療也無法治癒。不過要是能在輕度失智症的階段就發現並展開治療的話，那麼就可以讓失智症不要繼續發展，或是延緩它的發展。對於疾病已經發展成失智症的人，以現在的醫學、醫療是無法治療的。不能因爲無法治療就丟著失智症患者不管，所以才會展開照護和處置。要是能適當進行治療、照護、待遇的話，就可以讓輕度失智症停止發展或是減緩發展的速度。透過實施適當的治療、照護、福祉，可以讓罹患失智症的人減少或消除B.P.S.D.症狀（問題行爲等＝拒絕、逃避、暴力等）。

少子高齡化的發展已經成爲理所當然的事情，在當今的日本社會，家庭所能提供的照護能力已逐漸不足，

所以厚生勞動省（當時的名稱）才會創立照護保險，並透過反覆嘗試來創建照護、處置的制度。創建照護保險的岡光前厚生事務次官，就是在這方面做得很好的人物。以先見之明建立了出色的照護保險制度，但是非常遺憾的是，他因爲弄錯了出處進退而成爲了被告。

　　照護保險的各種制度皆是以高齡者、病弱者、身體虛弱者爲對象所建立的，而這些人幾乎與失智症相關。因此，對罹患有這些疾病的高齡者的治療、待遇、照護大多都是針對失智症患者的。岡光前事務次官所創建的照護保險制度其實參考了德國的制度，不過德國和日本的照護保險在制度上有相當大的差異。日耳曼人總是嚴格將事情分成兩種，例如黑白和正負。相比之下，日本人較喜歡模稜兩可，所以更傾向於黑白兩色和灰色這三種。創造過渡、中立、可逆性，創立15個服務類別（12個居家照護服務、3個入所服務）（表1），並加入需要照護、不適用以及需要支援這三種分類。在需要照護和不適用之間有著名爲需要支援的灰色地帶，是一個不是正也不是負的模稜兩可的項目。這在現在也以需要支援Ⅰ、Ⅱ的形式來持續著。

表1：照護保險設立時（2000年）的15種服務

【居家照護服務】（12）
1.居家支援服務（訪問照護）
2.日間護理服務（通所照護）
3.訪問康復
4.短期入所（短期入所生活照護）
5.訪問看護
6.福祉用具租賃
7.短期入所療養照護
8.通所康復
9.訪問入浴服務
10.特定設施入住者生活介護
11.特定福祉用具販售
12.護理管理服務（居家療養管理指導）

【設施服務】（3）
1.特別養護老人之家
2.老人保健設施
3.照護療養型醫療設施

　　關於失智症，我們不可以忘記失智症不僅是一種身體疾病，也是一種心理疾病。心理和社會性都與心理疾病有關。失智症最大的原因就是年齡的增長，也就是高齡者大腦的老化。至於健忘的話，有興趣就產生記憶，失去興趣和動機就會產生健忘，失去興趣和動機就會促進健忘的發生。雖然這是動物學的基礎，但據說包括人

類在內的群居動物,離開群體時孤獨的動物就會變得兇暴,並且因發狂而死。這一現象表明「失智症就是孤獨的疾病」。對於我們這些已經開始展開群體生活的現代人類(Homo Sapiens)而言,失智症就是一種孤獨的疾病。

通常如果我們是人類的話,只要進入群體(集團)中就會在身相方面都感到安心。不過老人(高齡者)會再三發生4種喪失(表2),所以老人才會變得孤獨。

表2:老人的4種喪失

```
1.經濟能力的喪失⋯⋯⋯⋯⋯⋯因爲不工作所以收入減
  少(因年屆退休年齡等)
2.地位的喪失⋯⋯⋯⋯⋯⋯⋯因引退而失去權力
3.血緣的喪失⋯⋯⋯⋯⋯⋯⋯父母、叔叔、阿姨、兄
  弟姊妹因高齡而死亡(配偶的死亡最爲嚴重)
4.朋友、認識的人的喪失⋯⋯⋯因高齡而過世(生病或
  死亡等)
```

就失去社會性方面而言,孤獨是相當可怕的。當一個人因爲失去社會性而變得孤獨時,就會出現異常的行爲和思考。

英國甚至設立了孤獨事務大臣,該位孤獨事務大臣Tracey Crouch表示:

・孤獨是當今生活的可悲現實。

- 英國有900萬人以上經常感受到「孤獨」,其中有2/3的人表示「生活起來很困難」。
- 有20萬人的高齡者(65萬人當中)曾超過一個月都沒和朋友、親人交談過,而一個星期都沒和朋友、親人交談過的高齡者則有36萬人。
- 超過400萬人以上的孩童表示「很孤獨」並接受了兒童專線(諮詢窗口)支援。
- 因孤獨所造成的經濟損失高達320億英鎊(4.9兆日元)。

日本雖然沒有孤獨事務大臣,不過日本社會也是同樣的情況。失智症正是這種情況下的產物。

壓力和不安一旦增加,交感神經就會感到興奮。當血管跟著變窄之後,大腦中循環的血液量就會逐漸減少。這樣的話,健忘的情況就會出現。失智症不僅是心理疾病,身體的疾病也會隨著衰老一起增長,失去社會性後便會變得孤獨,而孤獨感又促進了失智症,形成一種惡性循環。因此照護保險作為一種制度,已然成為以某種方式阻止這種情況發生的裝置和工具。

日本老年醫學會等處近期正在談論「人生最後10年的問題」。目前日本男性的平均壽命為81歲、女性為87歲,雖然位居世界頂點,然而不需要照護且自立而居、健康生活的健康壽命卻縮短了將近10年。這種從並非健

康壽命的狀態（因疾病和接受照護的期間）到死亡之間的10年，已成爲一個名爲「人生最後10年的問題」的巨大課題。問題是在這期間內，無論是男性還是女性的老人，都是受到醫療、照護、福祉的服務生存下去的。作爲阻礙健康壽命原因，第一名爲失智症，第二名爲中風，第三名則爲衰弱（虛弱或衰弱），而第二名和第三名幾乎都是與失智症合併發作或是並存的，所以不管是第一、第二還是第三名，都是無法避免罹患失智症的。

從另一個角度來看，一項對日本高齡者約20年的追蹤調查（九大、久山町研究等）表明，約有80％的人在成爲後期高齡者以後，ADL就開始降低，最終因臥床不起而過世。據說其原因多爲失智症和衰弱所導致。因此，重要的是要想辦法應對失智症和衰弱，以延長健康壽命。爲此我們需要從運動、飲食（適度地攝取營養）和復健這三個方面來改善。日本近年來少子高齡化的發展，其實是相當嚴重的。這不僅是發生在醫療、照護、福祉行業的問題，對於日本的政治、經濟、行政而言也相當嚴峻。這代表日本的將來、未來將十分艱辛。正如同大多數人所知，就像全球暖化等問題一樣，雖然對主旨本身並沒有反對意見，但到了與利害密切相關的具體問題上就當作事不關己。比方說，目前的現狀就是有許多人總是說些：「因爲不是現在立刻就會發生，而是未來才會發生，所以自己不想參與」、「不是那麼緊急的

事情」、「並非迫在眉睫的情況」等類型的話,實際上卻避而不談。我認爲這個問題的嚴重性在於避而不談的人實際上都是高齡者。

　　厚生勞動省和日本人口問題研究所在最近的一項調查估計,2025年罹患失智症的患者將超過700萬人。也就是說,65歲以上的老人當中,每5人就會有1人罹患失智症。隨著年齡的增長,人們往往會變得孤獨,並且還會失去各式各樣的東西。我寫了關於「老人的4種喪失」的這件事情(圖2)在越來越孤獨的過程中,會經常舉辦小學、國中、高中、大學等同學會和同期會,因爲活下來會感到孤獨,所以老人便經常參與這種類型的活動。然後,在這種同學會和同期會所倖存下來的人當中,每5人就有1人是即將罹患失智症的人以及小洞性失智症的人。在失智症無法根本治療的現在,我們可以通過改善生活習慣來期待一定程度的預防。目前針對失智症患者的治療、照護、福祉的應對、待遇、照顧和照護皆已制度化。事實上,照護保險法在其中發揮了相當重要的作用。

11. 社會的變化（一）

　　社會的變化與失智症的發生、增加之間有著巨大的
關係。

　　如No.5所述，失智症開始成為問題，且失智症患者
的數量開始急遽增加，都是在1970年以後發生的。政府
（厚生勞動省）覺得有必要做些什麼，於是便準備創立
照護保險，於2000年開始實施照護保險。2020年，也就
是1970年的50年後，失智症患者的人數將達到100倍。
而且新罹患失智症的患者人數與50年前相比，果然還是
高出了100倍以上。日本社會和社會結構的變遷與此有很
大關係。作為與此相同的變化，最近發表說日本超過100
歲以上的倖存者人數已超過8萬人。

　　雖然我在寫這個項目（No.11）的時候還在8月，
不過新聞、電視等當中經常以原爆、被爆、戰前、戰後
等事物為話題。對於我們日本人來說，戰爭結束（＝戰
敗）的影響很大，所以社會制度等也發生了很大的變
化。最令人失望的是陸軍中樞的官僚軍人們實在是愚蠢
至極，他們不僅不知道自己是如何輸掉的，也不打算去
了解其中的原因。即使戰後國民的「一億人總懺悔（全

民懺悔）」是理所當然的事情，但戰敗後也難免出現了許多「連心都輸掉的日本人」。

在第二次世界大戰，日本成了戰敗國。就其結果而言，社會變化劇烈，是繼黑船來航以後所發生的最大的變化，而且該變化相當快速。戰爭結束（戰敗）後，日本成為世界上最貧窮的國家，沒有東西也沒有食物，失去了所有一切，甚至還有一部分的國民因此而餓死。大部分的國民都處於飢餓的狀態，就連出生在戰爭時期的我也是其中之一。後來，這得到了國民的努力、美國的糧食援助和憲法等的指導。與此同時，美國以GHQ為占領政策，對日本人和日本政府施以3R、5D、3S政策，將日本人剝皮去骨以避免日本人重新站起來。不過，被稱作日本人知識階層的反政府勢力和國民大眾反而相當樂於接受3R、5D、3S政策，其中尤其迎合3S政策（日本人洗腦白痴化計畫＝Screen, Sport, Sex）。結果，正是大眾媒體推動了對此的迎合。但是，吉田茂總理及其從吉田學校畢業的繼任者推動了加工貿易，復興了以往的產業，謀求科學、技術（製作物品＝made in JAPAN）還有學術、研究、技術方面的提升。然後日本就得以從世界上最貧窮的國家變成世界的工業國和先進國之一。

當生活不再是生死攸關的問題，人們變得稍微富有一點之後，「連心都輸掉的日本人」便高舉人權、自由和平等，忘記了過去發生的事情（甚至還是最近期的過

去），發生了善意的健忘症。他們很快就忘記了國家的百年大計等計畫，並與之保持距離，將農、林、漁業等基本產業稱作爲3K（辛苦、骯髒、危險）並避而遠之，每個人都試圖成爲一個白領階層。此時，許多國民都變得驕傲自大、不再努力，最重要的是他們滿足於「和平呆子」的情況。現在他們一邊說著：「人權、平等、和平、無差別的社會、福祉國家」，並且打算將失去的20年變成失去的30年。

　　明明不努力卻只想抓住利益，還有輕鬆賺錢，並且打算將這個社會變成只有第三產業的社會。如果這種情況繼續持續下去，再加上要是發生了南海海槽大海嘯、富士山火山爆發、首都直下型地震、異常氣候所引起的災害等大自然災害的話，日本無庸置疑將降級成爲世界中的開發中國家之一。與氣候變遷和天災等相比，瘟疫根本算不上什麼。

　　武漢病毒感染症（起源於武漢的新型冠狀病毒感染症，也稱爲COVID-19或SARS-CoV2，川普總統則稱爲「China Virus」）不僅在日本發生，就連全球都受到了影響，據說只要經過2～3年就會變得跟流感一樣。媒體相當吵雜，幾乎每天都在談論這件事情。這就是集體歇斯底里的狀態。一旦研製出疫苗和抗體，它就會成爲一種普通的疾病，並會像流感一樣與我們共存。不過，現在也許大驚小怪的話會比較好，因爲執政黨、在野黨、

媒體都想炒作。許多國民都成了經濟動物,「連心都輸掉的日本人」在這個世界上不僅不打算考慮發生事情時的情況,也完全不想去考慮。最重要的是,對於發布緊急事態宣言的瘟疫,他們總算親身體會到已經稍微出事了吧。

　　造成這些劇變的因素有很多來自於日本社會結構的變化。首先第一個就是少子高齡化,第二個就是物質變得比較豐富,第三個就是醫療、照護、福祉的發展與提升。這就是「人類逆淘汰三原則」。除此之外,其他大大小小的因素也為日本帶來的社會的變化,舉例來說就是:

1. 利己主義⋯⋯由於太過於奉行「一身之獨立,造就一國之獨立」⋯⋯導致「一身過於獨立(孤立)」晚年後相當寂寞。
2. 白領階層增多⋯⋯導致農村崩潰、村莊消失、上班族增加,導致第一產業衰落,第三產業(尤其是服務業)繁榮。
3. 都市化、佃農階級消失、農林漁業衰退、上班族增加。
4. 平民地位提升⋯⋯普遍選舉權、眾愚政治、民主主義的陰暗面。
5. 民主化和自由、平等、平均、均等、無差別。
6. 市場(想要什麼都有)⋯⋯豐富的物品、食物。

7.社區崩潰（地區崩潰）、村落消失。

8.父權崩潰、青年文化（沒有長幼之別）、孝道消失。

9.家庭崩潰（大家庭→小家庭→老老家庭→單身），家族和親戚只在葬禮和婚禮上相聚的一種社會變化。

10.個人主義導致失去和他人之間的紐帶，反而讓人變得不幸（不再感受到幸福）。

　　戰後75年以來，日本在社會制度和社會秩序上發生了很大的變化。發生變化的事物有很多，在這當中平等、自由、均等、個人主義、男女平等尤其受到重視。其中值得一提的就是和平，日本在戰後的75年間特別和平。雖然已經和平到被稱作是和平呆子的地步了，不過今後在地緣政治上，說不定會無法繼續現在的和平生活。在地緣政治學上相鄰的國家未必都很友好，其中也有主張「我的東西就是我的，弱者的東西也是我的」，將所有東西都逐漸納為己有的國家。北方四島已無望歸還於我國，竹島亦受到他國的占據，屬於日本的釣魚臺列嶼也被他國認為是「自己的東西」，並打算將其納為己有。不過對於國民來說，不該去聽信此類右翼的警告。即使釣魚臺列嶼被他國給占據，「連心都輸掉的日本人」也覺得這並不是問題、這種事情要怎麼樣都可

以，只要能吃到美味的B級美食就好、只要能享受3S（日本人洗腦白痴化計畫的電影、運動、性愛）就沒問題。

　　雖然以前說要「一身之獨立，造就一國之獨立」，不過現在所有人因為太過於獨立而導致被疏遠、被孤立，晚年變得相當寂寞。個人主義抬頭後，出現許多被疏遠的個體。過去男女不平等，而現在已經變得男女平等了。不過因為太過於男女平等，所以導致女權在某些領域正在成為主導。選舉權授予全體國民，這稱作為普通選舉，普選結果能讓獨裁政權等出現的可能性降低。相反的，如果說難聽一點的話，它正在變成一種眾愚政治。執政者為了取得一票而去迎合選民，執行討好政治，國民只要一說NO就會被不具有Vision的在野黨給玩弄於股掌之間，導致犯下被大眾媒體支配的愚蠢行為。民主主義本來是擁有權利和義務的，不過這實際上已變成眾愚政治，有時會堅持權利而不履行義務。

　　商業的變化雖然讓消費者占了上風，不過消費者真的占了上風嗎？在這當中存在了許多問題。被囤購、搶購等各式各樣的謠言和大眾媒體所誤導，導致消費者自行其是，進而引起許多問題。在那之後就演變成大量生產、大量消費，只要付錢就可以得到自己想要的東西，國民使用大量的塑膠製品、一次性用品，在海洋中產生塑膠垃圾，讓魚類和海洋生物在不知不覺中受到汙染和折磨，形成「便宜沒好貨」和大量生產、大量購買的低

俗文化。成爲經濟動物的普遍大衆在經濟上相對寬裕，什麼都只要便宜就好，於是便在百元商店購買大量自己不需要的東西，進口便宜沒好貨的中國製品，甚至還吃下了「毒餃子」。進口銷售這個的居然還是日本菸草公司K.K.，眞是一場笑話。

現在的消費者沉迷於B級美食，被大衆媒體和販促給教育得連價格和價值都弄不清楚了。肩負3S的電視節目中，食物和體育節目蓬勃發展，而且似乎也能悄悄看到性愛節目的樣子。這些事情早已變得理所當然，所以根本沒有人知道，也沒有人會想起有3S政策這種東西，然後便透過販促來強迫過度消費。無論是結婚、離婚還是不結婚，都是自由的。除此之外也有同性戀或同性婚姻的問題。然而政治家們卻會利用這些問題（特別是反體制派的）或是想辦法來隱藏事實。那是爲什麼呢？其中一個原因是在Homo Sapience（我們人類）進化的過程中，人類一直都是作爲社區的一員而生存下來的。

群居的哺乳動物只要離開群體，就會因爲孤獨而發狂而死，不過在進化過度的智人——也就是現在的日本人當中，家族、部落、大家庭、鄰組等都已經成了死語，在這70年內我們逐漸成爲被疏遠的個體。極端一點的話就是生死都是自由、結婚和離婚也是自由、拋棄父母和小孩也都是自由。工作也好學習也好都是自由，即使不工作也是自由。即使沒有能力和才能，不當工匠

而是當藝術家也是自由。每個人都開始上大學，結果有很多大學畢業的人就連1/3加3/4都不會計算（更不用說心算了）。與小學高年級學習好的孩子相比，有許多大學畢業生的學力反而不如他們。這也是可以自由大學畢業的結果。學力比小學高年級學習好的孩子還要來的更低，只能讓這種程度的學生畢業的大學和短大，有許多人都認為已經「不再需要」了。於是隨著階級制度的消失和工業化的推薦，城市中開始出現工業無產階級。

都市化和工業化的推進，讓佃農階級隨之消失，轉變成勞動者和上班族。這有好的一面，也有其他的一面。過去80%的人從事第一產業，而現在從事第一產業的人數最多也只有20%。這是因為有許多人從事第三產業的緣故。過去因為有士農工商和階級制度，所以從事第一產業的人占70～80%，從事第三產業的人則未滿10%，不過現在的情況反而逆轉過來了。以前只要在固定的身分之間競爭就好，不過現在四民（五民）變得平等了，所以就需要在大範圍的四民之間（大多數）競爭才行了。就結果來說，競爭變得相當激烈（競爭社會、升學競爭等）。於是便採取了過度保護、寬裕教育，但實際上卻讓不小心脫離這個嚴峻的競爭社會的年輕人成為了「家裡蹲」。

長期持續家裡蹲的狀態後，以前年輕的家裡蹲現在有一半以上都已經中老年化，其總數在日本全國達到120

萬人（約占日本人口1%）。家裡蹲的問題不僅僅只有
競爭，逃學、考試失利還有心理疾病等也包括在內。但
在大多數情況下，競爭失敗和社會孤立有著相當大的關
係。如今，「社會性家裡蹲」被稱為「hikikomori」，
與海嘯（＝「Tsunami」）一樣，被賦予了作為世界
（醫學）用語所使用的榮譽。就算說是四民平等、無差
別，不管我們願不願意都會被捲入競爭社會，以至於壓
力增加，尤其危害心理的健康，導致失智症和心理疾病
的發生和增加。

12. 社會的變化（二）

　　《菊與刀》的作者——美國人類學家露絲·潘乃德女士，將第二次世界大戰前的日本人和日本社會的特徵描述為「情義」、「羞恥」、「人情」。如今雖有一些錯誤，但這依舊是一個非常有趣和合理的評論。書中指出：「許多日本人在40歲之前死於結核病。」這是事實沒錯，戰前的日本人經常死於感染症，尤其是結核病。這就是為什麼在戰前的人們是「人生50年」。戰爭結束至今已超過75年，現今的人類已變成「人生80年」以上了。

　　當中有許多理由，其中一個理由就是戰前和戰時大量生產的軍醫，因為軍醫不太會死掉，所以才能活著回來。他們不僅在戰場上貢獻，在戰敗後悲慘的日本國內也為醫療、保健、衛生和健康促進做出貢獻，因而賺取了許多錢財。

　　這種社會變化使日本成為長壽之國。就其結果來看，我們建立了一個可以向世界誇耀的醫療、照護和福祉的日本。戰爭失敗後，由於大多數被占領的日本人處於生死攸關的境地，日本政府和官僚們便拼命地實施政

策和創新，以讓日本變得富足。建立全民醫保制度就是其中的一個政策。實行創新的從來都不是大眾和民間，這是因為國民大眾偶爾會被部分勢力給煽動而表示「反對……」，不過大多數的普通國民都會很好地跟上政府和行政機關的關係。由於大家的努力和實行，國民變得富裕，社會的變化也開始進步了。然後在失智症的數量增加，尤其是高齡化開始推進的時候，照護保險便因此而制定。

國民的地位也隨之提升。這確實是一件好事沒錯，但是自從昭和末期以後，國民的地位提升地太多，以至於只會主張權利而不履行義務的人越來越多。我知道我這樣說可能會被人指責，但不納稅的人卻仍然有選舉權。無論是納稅多的人和不納稅的人，在選舉權方面都是一人一票。

之後就是和平的日本，尤其是在二戰結束後的70年間，可以說是相當和平。

在過去的70年裡，世界上只有日本是人類歷史上最和平的時代。這就是為什麼有人稱其為「和平呆子」的原因。然而，正因為很和平，所以在這期間物品的生產不斷推進，人們因從美國輸入的唯物主義思想和實踐而變得富有，個人主義和平等主義便因此而蔓延至世界的各個角落。至於和平、平等是否真的發揮了良好的作用，還有是否與幸福相關聯，這倒是不一定。雖然這是

很重要的事，不過這是因為我們被大眾媒體給支配和操縱的關係。那是因為我們比起「整體集團的痛苦」，更容易對「個人的痛苦」產生共鳴。比方說，2000年時全世界約有30萬人死於戰爭和恐怖行動。當時約有180萬人死於暴力犯罪，也就是所謂的謀殺和交通事故等。換言之，包括全世界病死在內的5,600萬人中，其中因戰爭死亡的約30萬人，因暴力犯罪死亡的約50萬人，與此相對，自殺者則高達87萬人。其中約有126萬人死於車禍等事故。剩下的5,300萬人的死亡則是因為老、病、死的緣故。

恐怖行動和戰爭等因為相當駭人聽聞，因此特別受到大眾媒體的歡迎，不過在日本以外的國家，比起被恐怖分子和士兵給殺掉，因暴力犯罪的傷害和謀殺、自殺而死的人反而要來得更多。大眾媒體既不會也不能將100萬起的車禍事故進行報導。在世界造成轟動，武漢發生的新型冠狀病毒感染症的死者，在2020年的日本也只有2,000人左右死亡。儘管如此，每天仍是會有詳細的報導。

下一個問題就是家庭崩潰。以前有大家庭的風俗，由父親率領一家人和家臣，以家族之名為榮並代代相傳。比方說被稱為第○代、△△家之類的，不過現在這些只存在於極道的世界了。戰後70年瞬息萬變，社會發生了巨大的變化，變成小家庭、老老家庭，然後又成為

了單身家庭。於是便出現了許多青年文化。這本身並不是壞事，但其弊病是「長幼之別」消失了。能描述這種情況的詞彙就是老害。

孝道正在消失。過去我們常說：「想孝順父母的時候卻沒有父母」，不過現在則到了「明明不想孝順父母，父母卻還活著」的時代了。即使有不孝街這個街道，但孝道這個詞也成了死語。造成這種情況的間接原因是祖父母、父母親、小孩、孫子的這三～四代人幾乎不再住在一起，即使住在一起也只有兩世代的人。於是我們便將此稱作為小家庭（核心家庭）。由於醫療和衛生環境的進步，世界各地的兒童死亡率正在下降。在全球範圍內，戰前嬰兒死亡率為33%，但目前則未滿5%。在日本這是少子化和高齡化所導致的結果，不過當這種情況持續發展時，就是所謂的「獨自一人」的晚年生活。遺憾的是在大城市當中，如果想要在地區設置托兒所和幼稚園等嬰幼兒設施的話，住在附近的孤獨、孤立的老人以及聽力開始衰退的老人就會說：「小孩的聲音很吵」，因而反對前述設施的設置。這究竟是「連心都輸掉的日本人」的未來，還是日本繁榮富足的象徵呢？

其實這也是家庭崩潰的一種，甚至與老人的四種喪失（權力、經濟、親屬、朋友）也有關。不避諱地來講，如果我在50～60歲就死了，可能出現的問題會很少；不過一旦我活到70～90歲的話，那這些問題就會出

現。最重要的問題是，在活到70～90歲的高齡者當中，很少有人認為自己很幸福。幸福度減少和孤獨的發展導致獨居老人的數量變多，他們似乎已經放棄了自己的餘生。

與戰前相比，現在的物產不僅變得豐富，連人民的生活、醫療、照護、福祉也都發展、發達了。然而，這個問題的深層原因則是發展、發達未必會帶來幸福這件事。近年來，尤其是在戰敗後的日本，由於唯物主義的進步和發展，導致人們有容易認為「物質豐富就是幸福」的傾向。由於剛戰敗後的日本人為了活下去已經竭盡全力，所以在那之後的日本人總是以飲食、財富（金融商品、家產、雜貨、房地產等）、健康、長壽等物質原因的產物來談論幸福。這就是為什麼我們會對不丹王國那樣的國民幸福總值等評估和論點感到新鮮。那些過分尊重唯物主義（而且還善於操縱文字）的知識階層認為信仰是無知者才會施行的愚蠢行為。

1960年代，中國共產黨侵占藏區。30萬人的人民解放軍以宗教是毒害為由，讓許多喇嘛教的僧侶和信徒成為了卡拉希尼科夫槍的犧牲品。這些都是英雄事蹟（Seven years in Tibet）。而且現在也依然在鎮壓佛教徒和僧侶。因為他們不相信毛澤東和共產主義，反而信奉佛陀，所以才會說他們是毒害。日本知識階層和朝日新聞等大眾媒體目前似乎依舊喜歡中國共產黨，批評共

產黨的人也不多。

關於幸福，自古以來哲學家、宗教人士、詩人、歌人等千百年來一直在思考幸福的本質，卻始終無法得出答案。即使到了現在，許多日本人即使擁有充足的物質、消費品，但是覺得自己幸福的人還是很少。

下一個問題就是地區崩潰。以前每個鄉村部落都住著很多家庭。當這些地方都市化後，大家庭制度就崩潰了。在過去，由於鄰組和五人組等制度，地區的鄰居都會互相知道彼此的事情，而且也會時常碰面。於是便會舉辦祭典等活動，以共同的理解生活在當地。由於個人主義、開放農地、公民平等、自由等因素，地區開始發生崩潰。於是，「不知道隔壁的人是做什麼的」像這樣幾乎不和鄰居碰面，一同居住的家庭成員也變少了。我還聽說尤其是年輕人、小孩子都不在當地，所以祭典和許多活動幾乎都不再舉辦了。還有一個原因是因為戰後，由於地方自治體（市、町、村）經過3次的合併，市、町、村便因此而壯大了。然而，儘管市、町、村的範圍擴大，其中大多數的小村莊也依舊還是崩潰了。社區變得非常小或者已經不復存在。

與以往不同的是，地主和佃農、村長與農民之間不再有緊密的聯繫，寺廟的檀家與神社的氏子這種集團也幾乎消失殆盡，真正紮根於該地區的幾乎都已經崩潰，而孤立和孤獨卻正在加劇當中。這不是只在擁有孤獨事

務大臣的英國會發生的事情。我認為日本正在成為一個需要擁有孤獨事務大臣的社會，而不是擁有絕不談及本質上的事情，只會說「年輕人就是要早點結婚早點生小孩」的這種少子化事務大臣。為了填補這件事，現在才會有照護福祉政策、照護保險等制度存在。

再下一個問題就是時間的問題。在我們所生活的社會，不僅時間過得非常快，就連變化也相當快。尤其是在對時間的準確性要求很高的日本。如果會議規定在幾點幾分開始，那麼就必須嚴格遵守才行。去年發生的現象和例子已經在發生變化，即使是權宜之計的改革，體制上的變化也正在加快。在過去，那些以簡單的生活方式擁有大量空閒時間的人，被米歇爾‧恩德所說的「時間小偷」給奪去時間，變得越來越忙，以至於沒有自己時間的人越來越多。這件事與「高效率」、「俐落」、「迅速」相反，時間變快這件事對高齡者和失智症患者而言是一個很大的壓力，甚至還會阻礙他們的治療和處置。時間從來不會慢慢流逝。

下一個問題就是物質的生產增加，在物質變得豐富的同時，我們也開始消耗大量的能源。舉例來說，當我們（智人）還是狩獵採集者時，每個人大概只需要消費4,000～5,000的卡路里。這是在進行烹飪食物、溫暖身體等這種燃燒火焰和移動身體（走路、跑步等）時作為能量所消耗的卡路里。然而，我們21世紀的日本人恐怕

一個人就要消耗掉25～30萬卡路里的能源。與我們還是狩獵採集者的時候相比，大約多使用了50～60倍的能源。使用空調和暖氣、看電視、晚上點燈、玩電腦等這些事情都需要能源。而且現在也會搭乘交通工具，平常乘坐汽車，偶爾也會搭乘飛機，甚至還會發射火箭。這種時候就需要大量的能源。不僅要使用柴火，還要使用電力、油，甚至還有核能。而使用這些能源可能會對全球環境造成不可逆轉的破壞。

如果我們稱這種變化為進步，那進步是否讓我們幸福呢？生物化學幸福（血清素、催產素、麻醉劑等）則是專業項目，因此我會再另外找個機會與各位敘述。這種變化和進步，也就是今天的命題，與失智症的問題有很大的關係。失智症主要的原因是高齡化。進步和變革，特別是醫療、照護和福祉的發展，加速了社會的高齡化。雖然變得富足是件好事，不過隨著家庭和社會的崩潰，身心障礙人士和高齡者也與家人分離（偶爾會被拋棄），不是被家庭和家人給包圍，而是被安置在設施或醫院裡，所以才會變得越來越孤獨。然而，社會變革所推動的經濟發展，對預防失智症發生和解決失智症幾乎沒有任何幫助。家庭和地區的崩潰、大量消耗能源，除此之外還有瞬息萬變、時間變得非常短的這種情況也極大地影響了失智症的發生。換句話說，由於高齡化社會和社會的變化，不僅高齡者的相對地位隨之降低（肉

體上、精神上、經濟上還有社會上），甚至還發生了高齡者不再受重視的情況，在社會制度上，高齡者的孤獨日漸加劇，從而導致失智症的發生和增加。

號外長谷川和夫醫師罹患失智症

　　只要是從事醫療工作的人應該都認識長谷川和夫醫師。他就是開發出長谷川式簡易心智量表的長谷川式（HDS-R）的精神科醫師，曾擔任某醫科大學精神科教室的教授。這位醫師在90歲以前罹患了失智症。爲了讓世人（特別是我們醫療相關人員）了解失智症，長谷川醫師不僅公開了自己罹患失智症的這件事，甚至還接受了長達數月的採訪。我對此感到相當驚訝以及欽佩。

　　大約50年前左右，當我還是醫科學生時曾對我進行指導的精神科教授等人（醫學部精神科的T教授：東京帝大醫學部畢業、精神科研究所的K教授：五高的主席，熊醫大畢業）皆因爲高齡而在20多年前罹患失智症並且去世了。當時兩位前精神科教授都罹患了失智症這件事，讓我們相當驚訝。由於這兩位教授都是頭腦清晰、學問淵博的人（曾撰寫教科書、多篇論文與書籍），所以讓我們非常吃驚，當時也因爲無知而說了一些他們的壞話（比方說痴呆之類的）。不論教育程度是高還低，人類只要高齡化（老化）便會罹患失智症。

13. 照護保險（合作與制度）

　　目前在醫學、醫療方面，失智症並不能透過治療來完全治癒，所以對失智症患者的處置就是看護、照護和對待的問題。作為阿茲海默症（AD）治療性藥物的有力候補之一，2020年後半年製作出了一種名為Aducanumab的藥物。這是靶向AD致病因子β澱粉樣蛋白（Aβ）的一種抗澱粉樣蛋白抗體。該藥物的理念和依據是基於Aβ和Tau蛋白等物質在AD患者的大腦中積累，由於神經細胞遭到破壞，導致大腦萎縮的這種想法。於是便認為只要去除Aβ和Tau蛋白，就可以完全根治（治癒）AD。Aducanumab是一種以Aβ為靶點的抗Aβ抗體，不過在實際臨床試驗階段與安慰劑相比幾乎沒什麼效果。儘管如此，當持續進行臨床試驗並試著增加患者人數和延長給藥週期時，從統計學上來看可以說是稍微變好了一點，不過卻沒有取得顯著的改善。也有其他人認為這個藥物根本沒有效果。如此一來，在現階段（2021年1月），實際上仍然沒有可以治癒失智症的藥物。

　　失智症是一種隨著年齡增長而發生的退行性病變，

即使目前可以暫時或部分地改善病情，不過仍然沒有藥物和治療方法可以治癒。即使目前正在對失智症進行各式各樣研究，但藥物依舊還是無法治癒失智症。然而，在少子高齡化社會當中，失智症正在不斷地增加。所以才需要看護和照護來應對失智症。雖然目前也有施加一些對症治療，不過這種治療也只不過是力求延緩發作或讓進展緩慢進行的程度而已。除了這種情況以外，由於我們預測到將來會是高齡化社會，因此國家為了設法應對便導入了一種照護保險制度來作為國家方針。

　　1999年公佈照護保險制度，並於2000年全面實施照護保險。當時醫療保險和照護保險制度並存。那個時候，只要醫療保險和照護保險都擁有良好的服務，那麼便會優先考慮照護保險。當時由於大量使用醫療保險，導致醫療保險財政非常吃緊，因此便將部分內容轉移到照護保險，是一種以照護保險優先的制度。1980年代，在人口高齡化已經加劇的北歐，高齡者的福祉制度十分發達，因此便有許多日本等國的醫療、福祉相關人員前往北歐先進諸國進行制度的視察及參觀。

　　我也曾在1990年代參觀了丹麥、挪威、瑞典等國的醫院和設施。日本推出照護保險制度時，厚生勞動省參考了許多德國的制度。當時便展開了在照護保險中身負重任的照護支援專門人員（護理管理人員）的選拔以及考試。那時我們茜會仍在實踐必須成為「山口縣第一」

的想法，所以有許多職員都參加了第1次的試驗。我自己則成爲了一名講師，爲考生們召開了一場應試準備講座。我們茜會有一種特色，那就是讓年輕的醫師們也參加考試。對此，我自己便向年輕的醫師們說：「這個試驗也有對除了醫生以外的其他職業（看護師和復健人員等）開放。因此，要是發生其他職業的人通過了這個測驗，但通過難度那麼高的醫師國家考試的醫生卻沒有通過的話，那麼落榜的醫生今後就不能再領導這個團隊了喔！」像這樣威脅、鼓勵了他們。結果，所有年輕的醫師都通過了護理管理人員試驗。

慶幸的是，後來那些醫師們自己執業的時候，他們告訴我：「通過護理管理人員試驗眞是太有幫助了。」多虧了大家，我們才能培養出山口縣最多的照護支援專門人員。當時在講義中使用到的教材就是表1。這張表格是當時的15種照護保險服務。經過了30年後，現在服務的數量和種類都有了飛躍性的成長。當然，失智症患者的數量也隨之有了飛躍性的成長。我將這些記述於表2當中。這是一個列舉了術語等詞彙的術語表。至今已經制定出了許多服務和應對失智症的制度。我認爲術語和制度在今後也會擴展地越來越多、越來越細。

表1：公家照護保險對於照護給付對象所施行的15種服務（1999年）

【居家照護服務】

1. 居家支援服務……櫻山H.H.S.、勝山H.H.S.、Phoenix H.H.S.、唐戶H.H.S.、西山H.H.S.、Akane夜間支援下關

2. 日間護理服務……Phoenix、Akatsuki、Yoshimizu、Hidamari

3. 訪問康復服務……（包含日間看護、訪問康復）

4. 短期入所……Phoenix

5. 訪問看護服務……Akane訪問看護站、勝山訪問看護站

6. 福祉用具服務……（居家照護支援中心：3處）

7. 失智症老人團體家屋……Akatsuki之村、Phoenix之村

8. 住宅改修服務……福祉住宅

9. 訪問入浴服務……Phoenix日間護理服務、Akatsuki日間護理服務

10. 醫學管理等服務……吉水內科、勝山診所、漁港診療所、昭和醫院

11. 付費老人之家等照護服務……長照機構Akatsuki

12. 護理管理服務……（護理管理人員：多位）

【設施服務】

13. 特別養護老人之家……Phoenix

14. 老人保健設施……（未）

15. 療養型病床全群……昭和醫院、勝山診所

表2：合作與制度

1.成年監護制度
2.高齡者虐待防止法
3.跨職業合作
4.照護認定審查會
5.服藥確認、服藥指導
6.B.P.S.D.
7.獨居
8.老老照護
　家庭照護
9.維持自尊心（阿茲海默症患者）
10.參與社會
11.權利擁護
12.評估
13.地區整合支援中心
14.家庭醫師
　失智症支援醫師
　橘色醫師
15.服務負責人會議
　地區護理會議
　地區護理個別會議
16.護理計畫
　護理管理
　護理管理人員
17.照護人員
　居家支援人員
18.特別養護老人之家
　照護老人保健設施（老健）

　　團體家屋
　　長照機構（低費率老人之家）
　　高齡者住宅
　　照護療養型醫療設施
　　照護醫療院
　　提供服務的高齡者住宅（服高住）
19.居家
20.失智症支援人員
　　失智症地區支援推進員
21.訪問照護
　　訪問看護
22.通所照護
　　通所康復
23.訪問入浴服務
　　通所服務
　　短期入所服務
　　福祉用具租賃服務
　　住宅改修服務
　　生活支援服務（送餐等）
24.定期巡迴訪問照護
　　隨時對應型訪問照護看護
　　小規模多機能型居家照護
　　看護小規模多機能型居家照護
　　失智症對應型通所照護
　　地區緊密型通所照護
　　失智症對應型共同生活照護
　　失智症對應型共同生活照護
　　夜間對應型訪問照護

地區緊密型特定設施入住者生活介護
地區緊密型照護老人福祉設施入所者生活照護
25.照護預防支援事業
26.失智症護理流程
27.失智症初期集中支援小組
28.青年失智症
29.失智症和駕駛
75歲以上高齡者的駕照
30.失智症咖啡等

　　由此可見，照護保險服務對於高齡者失智症的處置和支持無庸置疑有著相當大的貢獻。從某種意義上來說，除了住院治療以外，目前大部分的入所和居家服務都包含在照護保險當中。隨著高齡者的增加，大多失智症患者都享有照護保險的服務。至於患者群，以昭和醫院的住院患者為例，如果有400名住院患者，則有300多名住院患者或多或少都會併發失智症。坦率來講，就是只有10%到20%的住院患者是沒有罹患失智症的。其他醫院的高齡者醫療方面也差不多是一樣的情況。這可能看起來很極端，不過除了小兒科和婦產科以外，如果沒有事先了解高齡者失智症，那在我們的社會當中，醫療本身就會變得相當不順利。

　　在近20～30年間，治療和照護、處置方面都發生了

很大的變化，也改善了相當多地方。這是因為我們不再做以往治療和照護、處置等行為當中不該做的事情，也不再做對患者有害的事情了。就其結果而言，有許多改進的例子。例如，我們通過減少藥物Z（罹患失智症的患者通常會服用Z開頭的非苯二氮平類藥物，例如唑吡坦（Zolpidem）、唑匹可隆（Zopiclone））的劑量並只給需要的人提供所需的量來減少副作用。大約有60%的失智症患者存在失眠、睡眠片段化、白天嗜睡、夜間徘徊等睡眠相關問題，而這些人不僅高頻率地服用藥物Z（非苯二氮平類藥物）且輕易地就可以取得處方。失眠、徘徊等行為對於看護和照護人員來說是相當困擾的事情，所以看護師等人便會向醫師請求給予患者藥物Z等安眠藥物。如果是這樣的話，被拜託這麼做的醫師就會很輕易地給出安眠藥等藥物。因此，服用高劑量藥物Z的高齡失智症患者就時常發生骨折、跌倒和中風等情況。自從了解會發生這樣的情況後，醫師便不再輕易地給出藥物Z，出現骨折、跌倒和中風的情況也因此而減少。

　　儘管失智症在治療方面本身並沒有相當大的變化，不過看護、照護的處置在近20～30年間卻有了相當大的變化，可以說是往好的方向發展了。例如，這是我在1992年接管昭和醫院時所發生的事情。昭和醫院的住院患者當中有許多罹患失智症的患者。由於患者大多都臥床不起，所以都被拘束在病床上，並且穿著連身服和

尿布睡覺，因此四肢發生攣縮是很理所當然的情況。稍微有點精神的人會在病房徘徊，甚至還有患者在徘徊順利的時候逃出醫院。由於失智症患者的處置始於精神病院，所以即使說是在進行精神病院的處置流程也不為過。當時在昭和醫院這樣的老年醫院中，腿部健康的人（可以走路）和沒有罹患失智症的人與其他醫院並沒有什麼區別。

　　不過，失智症病房的環境卻相當惡劣，充滿徘徊、拘束、穿尿布、四肢關節攣縮、糞尿臭味等情況。這在當時（1960～1990年代）不僅是昭和醫院的問題，其他老人醫院也幾乎有著同樣的情況。不久後照護保險便開始實施，在制度上可以看到看護、照護的改善。當我突然從一個診所的經營者變成了一家老人醫院的院長時，我多少感到有些震驚，也認為這必須進行改革才行。首先我引進了復健的概念，讓臥床不起的患者起身坐著、讓能坐的患者站起來以及讓能站的患者走一些路。我也引進了休閒活動等概念。接著著手的就是成為山口縣第一個「宣布廢除拘束」的醫院。而這一系列的舉動，卻遭到了院內舊勢力的極大反抗。

　　比方說，相對於為非失智症患者實施檢查、處置和點滴等醫療行為的病房，失智症患者的病房卻實施唱歌、跳舞等休閒活動和復健的這種非醫療行為，「那個病房都不工作只會玩」像這樣，失智症病房不僅受到了

不好的批評，甚至還出現了被排斥的情況。為此，我慢慢地改善這種情況，並引進了復健的概念以及至今為止完全沒有的PT（物理治療師）、OT（職能治療師）、ST（言語治療師）、CP（臨床心理師）等復健人員。在這段期間，復健等過去不存在的勢力和看護部之間實在是很難相處融洽，讓職員們感到相當痛苦。

　　不過在擴充了新的勢力後，在復健方面我們得以獲得「山口縣第一」的評價。我們不僅得以取得山口縣最多的復健人員、復健的實施量和實施患者數，就連復健人員也都在學術會議的演講等方面相當活躍，以至於我們終於成功改善患者的症狀。我逐漸去除精神病院式、老人醫院式的要素，並邀請來自大學醫院的年輕醫師們來協助進行這些改善。像這種情況的看護和照護，在這10～20年間正在逐漸發生變化。

　　在處置方面，有一個例子叫做「日落症候群」。住院患者看到天黑了便打算採取「回家」的行動，以往的看護和照護人員都會否定並拒絕患者的行動，在最壞的情況下，甚至還會對患者進行拘束等行為。正如同釋迦牟尼所說的「說謊也是一種方便」，所以我便拜託他們稍微更改一下目前的處置方式，不要欺騙患者，而是讓患者接受並安心。當患者說「我要回家了」的時候，便回答患者說「對呀。您要回家了嗎？那我來幫您準備一下吧」如果採取這種類型的應對方式的話，患者也能接

受並安心下來，甚至還會忘記自己說過「要回家了」這件事，心情也會跟著平靜下來。

這裡舉個人性照護法的例子，由於患者的整體視野變狹窄了，所以要是從患者的頭上、兩側或是背後，也就是說在患者視野以外的地方向患者大聲搭話的話，患者就會感到不安，有時甚至還會感受到恐懼。除此之外，如果抓住患者的手並且去拉他、推他，或是逼迫患者去做某件事情的話，他們便會因為不安和恐懼而引發B.P.S.D.（周邊症狀）的行動。或者，患者可能會因為要保護自己而採取拒絕的姿勢，或是因為恐懼而變得無法動彈，導致臥床不起。在人性照護法當中，必須要先自己進入患者的視野，讓患者看到自己的臉，並且用溫和的笑容慢慢地告知患者：「我不是您的敵人哦、我是您的朋友哦、是您的夥伴哦」一邊對話一邊讓患者理解，重要的是不管進行什麼行為，都要溫柔地觸摸患者的手，並且從下扶住患者的手，再鼓勵患者行動。

照護和處置需要各式各樣的巧思，其中有著以人為本、觸摸式照顧、安寧照護、人性照護服務等各式各樣的方法。基本上，患者在不安和恐懼當中會變得孤立，隨著年齡的增長，亦會發生聽力衰退、嗅覺遲鈍、視力下降、動作遲緩等情況，其中至少會變得行動不再敏捷，視野也會變得狹窄。催促這種情況的人「快一點、快一點」的話反而會促進他們採取其他行動。腦科學亦

是如此，失智症患者大腦中的前額葉皮質和海馬體多少會有些萎縮，所以他們通常會出現失去記憶或是記憶力下降的情況。但是，由於他們在未受損的基底核和小腦當中仍殘留有身體上的記憶，所以我們便可以知道他們擁有「能做到的事」和「不能做到的事」。重要的是請他們去做「能做到的事」而不是強迫或催促他們去做「不能做到的事」。也就是以心理學上、精神病理學上的方法去應對。

最後，我們在過去的10年內理解到處置時最重要的不是說服、否定、否決和拒絕，而是安心和同意，如果可以的話讓患者接受目前的情況是很重要的。同時，我們也引進了這種方法。這些處置、照護的改善和變化與20～30年前的照護相比，改變了相當多。雖然失智症無法治癒，不過如果透過適當的看護、照護來好好地對待、處置患者的話，就可以減緩失智症的發展。同時，照護保險的制度也正在逐步改善、完善，服務種類和服務量不斷增加，並且開始實施附表2所示的服務了。我認為這會在未來一點一點地發展，並且創建或改變出新的制度。就此而言，照護保險可以說是一個非常合適的制度。

在制度的運用方面上也多少發生了一些變化。以進入特別養護老人之家（特養）為例，在剛開始實施照護保險時，即使入所者只是需要照護1級，也依然可以進入

老人之家當中。進入特養的入所者不僅大部分都可以走動，也可以進行休閒活動、散步和技藝方面的娛樂。其中甚至還有一些人有辦法逃院。不過在這近10年左右，由於想要進入特養的人數激增，厚生勞動省被迫進行篩選，所以便採取「如果不屬於需要照護3級以上的話就無法入所」這樣的措施，因此而改變了制度。從目前的入所者來看，大部分都是臥床不起或是半臥床不起的狀態，即使還能走路，也因爲失智症的發展導致就連徘徊都做不到。爲僅患有失智症或以失智症爲主要疾病的需要照護3級以下的患者設立了「失智症團體家屋」。

在高齡者和失智症患者都增加了以後，因爲無法爲提供與之對應的公共設施，所以才會變成這樣。說得更極端一點的話就是因爲納稅人減少，而使用稅金的人卻越來越多。在2000年左右，厚生勞動省的預算大約是1：4：5（1＝福祉、4＝醫療、5＝年金），不過最近厚生勞動省的預算細項正在逐漸變成2：4：4（2＝福祉、4＝醫療、4＝年金）左右。在國家整體的預算方面，厚生勞動省占據國家預算的比例便從1/4大幅增加至1/2，其中使用在高齡者的費用更是占據了一大部分。我認爲目前的問題就在於大部分的高齡者都併發有失智症。

目前大部分的醫療、照護、福祉都是針對失智症患者的，大部分的預算也都用在了高齡者身上。目前的現況就是許多經費都使用在了高齡者身上，而其中大部

分都是爲了高齡失智症患者的醫療、照護、處置所使用的。雖然現在因爲新冠病毒而引起騷動，但我認爲在度過新型冠狀病毒這種感染症的難關以後，失智症將會在下一階段引起很大的話題。即使現在因爲「新冠病毒、新冠病毒」而引起騷動，但這只不過是暫時的，因爲它只是一種感染症。然而，由於失智症是一種退行性病變，這是一個必須在未來解決的長期問題。未來，在醫療制度和自費、制度的運用等方面將會逐漸發生變化。

14. 戰後的社會變化與失智症（一）

　　經過第二次世界大戰後的復興、繁榮，戰後生活和社會的快速變化也出現在醫療、醫學方面上。將1950年代發生之朝鮮戰爭的慘禍當作墊腳石，日本承擔前線（戰線）的補給任務，並從戰敗後飢荒的深淵走向了復興。在東西冷戰的最高潮，鼓勵國家在不重整軍備的情況下推動經濟復甦的吉田茂總理和池田隼人總理，他們的成就也相當偉大。不過大眾卻和媒體一起去追捕那些對媒體說「你們這些白癡！」、「窮人就該吃小麥」這些話的人，進行Mob政治（群眾心理），並且讓總理因此而辭職。因為日本是民主國家。

　　但是，國家和人民卻因此而變得富裕，材料、物品、機器都變得充足，尤其是食物最為豐富，以至於日本變得奢侈起來。隨著物品豐富而變得越來越奢侈，就連「內心」、「話語」、「精神」這些東西也變得奢侈了。伴隨著這種變化，疾病和死亡的方面也發生了很大的改變。特別是透過改善人民的營養狀況和發展社會基礎設施（例如新建、改良、增建上下水道和廁所等設施），不僅抑制了傳染病、寄生蟲病和感染症，還讓

人們因此而變得長壽，導致病理上的退行性病變（失智症、老化、成人病、文明病等）和惡性新生物（癌症）也隨之增加。截至2021年1月，人們依然因為「新冠病毒、新冠病毒」在騷動，不過再過2～3年，應該就會變成With Corona（和新冠病毒共存）了吧。With Dementia（與失智症共存）的人數無法與之相比，數量應該會來得相當大吧。With Corona是感染症（傳染病），所以之後便會變得跟流感一樣。

　　戰前是人類人生50年，不過現今的日本已經變成人類人生80年了，接下來說不定很快就要變成「人類人生90年」。內心驕傲的人們已經開始說會變成「人類人生100年了」。20世紀末以來，人類突然變得相當長壽，日本人已經不是死於感染症，而是死於退行性病變等疾病了。

　　隨著感染症的變化，日本社會也迅速地發生了變化。作為社會變化的結果，令人痛心的就是家庭的崩潰和地區社會的衰退。其變化的結果就是從密集到稀疏。由於家庭的崩潰，發生了許多在城市貧窮生活的母子家庭和獨居老人、老老照護等問題；由於少子高齡化，離島、深山、人口稀少地區的邊緣村落和逐漸消滅的地區社會等也正在發生崩潰。比方說，地區無法再舉辦祭典和傳統節日活動、不再出現青年少女聚集的青年團體、婦女會變成沒有年輕妻子的老人會，導致出現獨居老

人、老老照護的情況，甚至還發生了以老人爲目標的我我詐欺（電信詐欺）等欺騙老人的行爲。居住在大家庭的老人並不會遇到我我詐欺。作爲應對策施，厚生勞動省推出了「地區整合照護系統」。畢竟目前已經發生了家庭和地區社會的崩潰，所以實施起來說不定會很困難，不過我認爲這是一定要實施的良好政策。我認爲現在身心健康的人應該也要爲了將來的自己，推動地區整合照護系統才對。

孤立和孤獨會對身體造成很大的影響。社會上的孤立、孤獨感、獨居等，發生這些情況的人比沒有發生這些情況的人更容易出現癌症、腦血管障礙和失智症。此外，目前已經發現孤獨和孤立會使罹患失智症的風險增加大約5倍左右。九州大學作爲健康調查進行了約50年的地區調查，在久山町研究中發現孤獨和孤立會使失智症的發病率增加約5倍左右。在對久山町1,141名老年居民進行的一項爲期5年的調查中，那些有情緒方面孤獨感的人罹患失智症的風險是那些沒有情緒方面孤立感的人的5.3倍。於是我們發現保持社交活動也可以預防失智症的發生。

這種現象在我的診療所當中也相當明顯。也許是在我提供醫療服務的診治範圍內比較顯著，不過我認爲除了大都市以外，這在人口正在減少的都市當中應該是普遍趨勢。我目前診治的門診病人中，約有80％是老人，

其中有一半（40%）是老老（老夫婦）或是獨居老人。其實這些人也有小孩，但所有門診病人中有40%的人是獨居老人和老老家庭。只有一小部分是單身或未婚的人。實際上，大多數的人都有生育並養育孩子長大，不過他們並沒有住在一起。也許是我的觀點較為扭曲，不過這地區的地價並沒有那麼高，這些老人們所持有的房產和財產可能不太值錢，所以繼承的人才會那麼少。要是這些老人們的財產有幾十億日元的話，小孩和孫子們說不定就會和他們一起生活或是照顧他們了。在某種意義上，可能就是錢盡情亦盡吧。

數年前我曾從熟人那裡聽過一個故事，那是發生在某縣大都市附近的一個中小都市的故事。一對沒有孩子的老年夫婦在商業區共同經營著生意，一生辛勤工作後，他們晚年便在一個簡陋的房子中安靜地生活著。由於他們靜悄悄地過生活，也不太與鄰居互動，然後這對夫婦也就悄悄地過世了。警察去驗屍的時候發現他們是病死的，本來打算找他們的親戚幫忙整理一下遺物，但卻沒有任何人出現。後來公家機關和警察等單位打算處置這棟簡陋的房子的時候，在榻榻米下方發現這對老夫婦穩紮穩打存下的數億日元的現金。之後就發生了不得了的事情。聽說出現了許多姪女、姪子、堂兄弟姊妹等的親屬。好像有許多年輕人（包括從未見過那對老夫婦的人）遠道而來，打算繼承他們的遺產。在其他地區也

偶爾會出現這樣的例子。

關於遺產的繼承——昂貴的地價、高額的有價證券和金錢、藝術品等——我們時常聽到這些東西在親屬當中發生許多糾紛。在「廉價電視劇」當中也時常能看到這種情況。這些人早就喪失了情義和人情，僅追求物慾、執著於金錢，不再感到「羞恥」，也不再認為「沒有節操」是件羞恥的事情，而且這社會上似乎存在著許多像這樣「連心都輸掉」的日本人。

我們智人（意思是聰明的生物）是群居動物，這代表孤立對我們來說是件危險的事情。所以對孤獨感到恐懼是我們的本能。近來，由於社會制度和文明基準不同於生物學和本能的傾向，所以便開始重視金錢、地位、勞動環境（尤其是第三產業的勞動、娛樂、玩樂、飲食業、運動、賭博）等方面的事情，以至於產生孤立和孤獨。如果說現在的日本人正在逐漸放棄第一產業應該也不會太過分吧。於是，便發生了地方人口減少的現象。第一產業與區域緊密相連，於是便造成了地區的衰退。地區社會也因此而崩潰。

人類本來就是依照本能成群結隊的動物，不過現在卻變成了文明社會的生物，打著文化、文明、科學主意的幌子來追求生產力、經濟性、科技技術等事物，走著孤獨的道路。而且還將其稱之為進步和進化。

從大腦生理學的角度來看，孤獨和慢性疼痛會帶

來背側前扣帶皮層（布羅德曼分區系統的24區）的活性化。孤獨會導致壓力，而壓力則會引發炎症。在那之後，免疫系統會減弱並變得容易受到感染。作為與之相反的現象，人與人之間的連結是相當豐富的，當自己得到許多人的支持並參與社會後，不僅催產素的分泌會變得更加順暢，就連壓力也會減少，人也會因此而變得健康。

現在的日本是全世界最孤立、孤獨的。其中有諸多理由，但日本在第二次世界大戰中戰敗後便被暫時占領，並自願遵循GHQ當時對日本人實施的愚民政策（3S政策、其他政策）。當時最推進這些事物的就是自稱知識階層的文化人和大眾媒體，還有進步的知識分子和學識經驗者。在戰前，這些人不是沉默不語（大部分都沉默不語）就是深信戰爭是正當的，但在第二次世界大戰後他們的發言卻轉了180度，開始說一些「自由主義、民主主義、革新、文化」。不僅如此，更糟糕的是他們開始說所有舊制度和舊習俗都是不好的。在那之後，日本公眾就一直受到大眾媒體，尤其是電視的負面影響。

有著「想上電視、想在電視上說話」等這些意圖後，「拋下羞恥心」、「拋下感到羞恥的想法」、「不覺得羞恥」的這些人們便說「過去的一切都很不好」，導致家庭崩潰，以至於地區也隨之崩潰。即使有些人認為這樣是不對的，但對於在電視和大眾媒體上出現的

「令人羞恥的名人」的「知識階層」和「學識經驗者」的意見和發言，他們還是比不上這些只會說些不負責任的理論，之後發現自己錯了也絕不負責的評論家。由於GHQ（占領軍）認為不應該再把日本人變成好戰人種，所以便巧妙地採取了3S政策（Sex, Sport, Screen）。成功利用這一點來增加銷量的大眾媒體，以及之後接管的電視，都對人們產生了很大的影響。享受電視中的「量產劇、連續劇、運動（除了相撲以外大多都是國外運動，例如棒球、足球、高爾夫球等）、歌舞、旅行、美食、戀愛、不倫電視劇和無恥的娛樂等」生活，在物質和食物方面不再不自由的大眾就開始「連心都輸掉」了。就連那些「物質」、「內心」、「話語」、「精神」都變得奢侈起來，導致「連心都輸掉」的日本人造成了家庭制度和地區社會的崩潰。

將昭和初期以前有著家長（大部分是父親）和許多家庭一同團結居住的大家庭當作是萬惡的根源，完全否定伴隨大家庭制度所發生的婆媳、姑嫂問題（些微的壓力和忍耐都消失了）。就其結果來說，當這種家庭的小孩結婚後，搬出去建立新家庭變成理所當然的事情。以這種風潮為開端，新型態的家庭便變成只有父母和小孩了。每個人都以此為榮，並稱其為核心家庭。

然而，核心家庭也逐漸出現了問題。首先，建立核心家庭的年輕夫妻是第一次撫育孩子長大，以前在家

裡總會有育兒經驗豐富的爺爺奶奶在，不過核心家庭卻沒有任何人會育兒、也不知道該如何育兒。所以才會去看育兒書籍。不過，實際的育兒和人體一樣都是萬別千差的，並不是所有事情都會跟育兒書籍上寫的一樣。因此便會感受到壓力、或是依賴小兒科醫師、托兒所來解決。

這種時候如果是完全依賴的話那還可以，不過要是有人認為或是發人深省說需要擁有自主權的話（因為內心和話語都變得奢侈了），那麼只要意見稍微不同，就很容易會變成找碴投訴的人。並因此而產生育兒壓力，最壞的情況下還有可能發生以管教為由對孩子進行虐待的情況，或是放棄育兒、墮胎等情況。這是在大家庭從未發生過的事情。

核心家庭的第二個問題就是經濟方面上的問題，那就是夫妻雙方都有工作。這樣的話就會因為經濟方面的問題和撫養孩子的困難，導致不想生育兩個以上的孩子。於是，有許多健康的家庭便會進行避孕或墮胎。當我們的祖先還是狩獵採集者時，我們會組成大約50人的團體，幾個大家庭一起生活，和其他女性互相幫忙照顧、撫養孩子。只要一離開這個團體就會發生悲劇。那裡不存在會互相幫助的核心家庭，違背團體的家庭將面臨危及生命的危機。

年輕的核心家庭離開後，變成空殼的父母一代便成

了只有祖父母的家庭。於是便逐漸形成了老老家庭、獨居老人家庭。然而透過大眾媒體的報導，核心家庭才是理想生活的這種理念已經傳達到了日本的各個角落。甚至傳到了離島和偏遠地區，造成第一產業是否能夠繼續存在的危機，並逐漸形成邊緣村落。

孤立和孤獨都是一種壓力，會削弱人的免疫系統，並讓許多人罹患失智症。對此，我認為我們醫生不僅需要開藥物方面的處方，更需要開出社會方面的處方。稍後我會繼續談論社會處方。

高齡者的記憶力和注意力隨著年齡的增長而下降，即使「認知變堅固」了，但作為晶體智力的理解力和洞察力卻沒有衰退，甚至還有可能略為提升。

年齡的增長也會引起內心的變化。例如，要是視力、聽力變得困難的話，以此為契機，交流也會變得困難。那麼人際關係也會因此而發生變化。像是「這個人聽力不好，跟他說什麼都沒用，就不要跟他說話了」、「他視力不好，要拜託他做事情很麻煩，還是別找他了」等等的社會行為就會發生變化，最後導致溝通障礙，並引發孤立、孤獨，發展成失智症。視覺、聽覺和知覺等五感的衰退也與失智症的發病有關。高齡者的孤獨感會導致失智症患者增加。

我們可以發現身體的變化在於與內心變化息息相關的心理學上、精神病理學上。

　為此，我再次針對「日落症候群」進行說明。

　日落症候群就是住院和入住設施的人對黃昏的本能以及動物性感知，會注意到時間、氣象變化而說出「自己要回家了」。他們原本可能是和丈夫、妻子、小孩、孫子一同居住的，不過現在則住在別的地方，日落時因為想要回到家人身邊才會出現這種現象。但是，如果住院或入所的患者每當日落就想要回家的話，在管理方面就會相當困擾。

　日本社會的孤立化逐漸加速。接下來被稱作先進國的世界諸國也將會邁向孤立化。其中，日本將會成為至今為止最孤立的國家。根據OECD的調查，日本的孤立化率為17%。美國則是3.7%，日本的孤立化足足大於美國約5倍。美國是「沒有錢，但是有朋友的國家」，而日本則是「沒有錢，連朋友也沒有的國家」。日本的「無關係化」正在繼續發展。

15. 戰後的社會變化與失智症（二）

　　在針對孤獨、孤立與失智症之間的關係進行說明之前，我想再次提及英國的孤獨事務大臣。

　　2018年，英國的女性首相梅伊新設立了「孤獨事務大臣」。當時，英國有900萬人以上經常感受到「孤獨」，其中有2/3的人（600萬人）表示「生活起來很困難」。就實際Action（行動）而言，「在超過一個月的時間內，沒和朋友、親人交談過」的高齡者有20萬人，而一個星期都沒有進行過對話的高齡者則高達36萬人。在有孩子（養育過孩子）的父母當中，其中的1/4總是或經常感受到「孤獨」。除了高齡者以外，有超過400萬人以上的孩童表示「很孤獨」並接受了child-line（兒童電話諮詢專線）的支援。就其結果來說，英國發出「孤獨有害於人的身心健康」的警告，並表示孤獨「比肥胖和抽菸的危害來得更大」。據說孤獨每年對英國國家經濟的影響高達320億英鎊（約5兆日元）。

　　日本的人口大約是英國的2倍，「連心都輸掉」，重視物質、金錢和慾望，認為重視精神、宗教、哲學、內心是不太好的事情，並認為這些東西是粗魯的（愚昧

無知）、不科學的。特別是關於宗教，明治維新的時候人們提倡文明開化，並認爲信奉佛教和迷信是一樣「無知的事情」。知識分子甚至主張不應該相信佛教等宗教，並表示會信奉佛教的人不可能是知識分子。這件事的代表人物就是福澤諭吉，他對佛教不太了解、也不打算去了解，並表示受西洋影響的人才是知識分子。而這個派系一直延續至今。重要的不是內心，而是物質（財產）。這種思維方式在太平洋戰爭戰敗後變得更加嚴重，慾望、金錢、物質、資本、財產、科技變得相當重要，只有罹患精神病和戲劇、演戲、小說、文學的時候「內心」才會成爲問題。

　　我們把戰前的事物、舊的事物等（的確有不好的部分）大多都當作是邪惡的。隨著經濟的飛速發展，地區社會瓦解，家庭制度也隨之崩潰。戰後80年，日本社會幸運地過著沒有戰爭的和平生活。而我卻相當擔心與英國相比，日本孤獨和孤立的高齡者會來得更多。

　　不過英國實際上正在努力應對孤獨感和高齡者孤立的情況。英國設置「孤獨事務大臣」並實行相關事務。雖然日本的孤立化率是英國的3倍，不過卻沒有這樣的大臣。孤獨意味著沒有同伴和親人，自己是孤身一人。孤立則除了孤獨以外，還意味著沒有辦法得到幫助，自己孤身一人遠離人群。孤立當中也加入了遭社會排斥的因素。

每個人都懷抱著孤獨而生活，而人們是為了生活在一起才有辦法忍受孤身一人的。相反地，能夠忍受孤身一人的人也一定能和其他人生活在一起。用別的方式來講的話，也就是「無家可歸」且經濟困難的人。而這些人需要「什麼」呢？

　　無家可歸，也就是在社會上的孤立。問題就是，這些人需要的「是誰」。

　　話題可能會有一點跳躍，不過有個東西叫做孤獨死。日本每年約有3萬人孤獨死，而今年說不定會變得更多。有7成的孤獨死都是男性。這是因為與女性相比，男性不善於與附近的人和親屬建立關係。女性則較擅長交際，包括說話和聊天等交流方式。身為前總理大臣的森就曾說過類似的話，並因此而受到抨擊。在猴子和黑猩猩等靈長類動物中，與群體分離或被迫與群體分離的都是雄性。「孤身的猴子」都是雄性。

　　在家庭崩潰的日本，最近出現了一個名為男性照護人員的問題。以前，妻子和女兒會照護丈夫和父母，但最近丈夫和兒子等男性照護妻子或母親等女性的情況卻逐漸增多，而這種男性絕對不會發生孤獨死。

　　下一個問題就是不結婚的人變多了。在30多歲的人當中，不結婚的男性有35%，女性則為23%。還有中年離婚的問題。

　　從這些孤獨、孤立的案例可以看出，「家族關係、

地緣關係、社會關係、親友關係」的「這四種關係」正在逐漸崩潰。對於高齡者而言，還需要加上與這類似的老人的四～五種喪失。

1. 以退休為契機失去經濟基礎。沒有月薪這件事，在人口高齡化的日本是相當嚴重的問題。

2. 50多歲和60多歲的人有豐富的經驗，由於這些人較為年長，所以在公司（組織、政府機關、醫院、企業等）內外都具有社會上的權威和權力。到了退休後則會失去這些權威和權力。

3. 隨著年齡的增長，自己周遭的親人、祖父母、父母、兄弟姊妹、叔叔阿姨、同居人（配偶）等過世，導致家族之間的關係逐漸減少。其中，失去配偶時所產生的壓力似乎是非常大的，哪怕配偶在世時時常與他們吵架。在日常治療當中，患者總是讓我深刻體會到這件事。那就是男性和女性都會因配偶的死亡而承受巨大的壓力。

4. 工作關係的喪失。工作的時候（上班時），透過工作單位可以維持各式各樣的關係。比方說同事、上司、下屬、顧客、供應商或同好會等，這些以公司為中心所成立的關係皆會因退休而消失。

5. 親友的喪失。隨著年齡的增長，同學和親友等都會一個接著一個過世，人際關係的範圍便因此而縮小、變窄。當我年紀大了以後，只要一參加同學會等聚會，開場的時候總是以默哀展開，因為總會出現「OO先生和XX小姐過世了」的情況。我也經常聽到高齡的患者說：「自己的小學、國中同學幾乎都已經去世了。」

然後就是自殺的人變多了。這也與孤獨和孤立、關係的喪失、地區的崩潰息息相關。大部分自殺的人都是因為「憂鬱症」或「抑鬱狀態」而選擇自殺的。當高齡者發生孤立、孤獨、「孤食」等情況時，這些東西會造成高齡者陷入「抑鬱狀態」。如果抑鬱的狀態長期持續，無論是高齡者還是年輕人，都可能出現「自殺」的情況。還有一種現象就是隨著社會壓力的增加，自殺人數也在增加。如果是高齡者的話，通常更容易罹患失智症。

P.T.S.D.（創傷後壓力症候群）也會導致失智症。當老人變得孤獨、孤立後，就會感到寂寞，並因此而罹患失智症。

孤獨和孤立與少子高齡化問題息息相關。少子高齡化問題是當今日本面臨的一個嚴重問題，也是最重要的問題。我的老朋友水野達夫教授出版了一本名為《日

本！起死回生》的書籍。我推薦很多人去購買並閱讀這本書。這是一本以小說形式敲響警鐘的名著。遺憾的是這種類型的警鐘相當少，人們根本不願意去傾聽。

因爲日本的少子化事務大臣根本就沒有說出自己的眞實感受。某個地方自治體在談論少子高齡化、育兒等方面的問題時，某位男性議員對某位未婚的女性議員說：「……如果妳要說這種話，那妳怎麼不去結婚生小孩呢？」結果他說的話就變成了不適當的言論。雖然對結婚、生小孩等這種「個人自由」的情況說出這種話不太恰當，不過大衆媒體卻對此蜂擁而至，以此爲標靶，把這當作是「性騷擾、懷孕騷擾、性別歧視」並進行「文字獄」，大肆報導這件事，導致這位議員被辭退了。如果說出自己的眞實感受就會被辭退。近日，前總理大臣的森便辭去奧運會的職務。在日本民衆普遍擔心奧運會可能會因爲「新冠疫情」而無法成功舉辦的情況下，不幸的是，他說的話被大衆媒體追捕並進行了廣泛報導，導致他遭到社會大衆的抨擊。並不是能不能成功舉辦奧運會這種本質上的問題，而是將公衆和大衆媒體因新冠疫情所產生的不安和不滿當作是「不適當言論」的問題，並透過進行抨擊來「藉此消愁」。然後就像是在找藉口一樣，透過Affirmative action（矯正歧視措施）增加了許多女性委員的數量，並藉此解決這件事。

本質上的問題則在於「在新冠疫情的情況下順利展

失智症的時代 家庭與地區的重生

開奧運會」。這種就是抓語病攻擊的一種言論自由（＝
政爭），古代時會說「禍從口出」，這句話是從古老而
美好的中華文明所繼承而來的。近來，中國共產黨在文
化大革命前引起百家爭鳴並進而肅清政敵，我們可以好
好學習這種教訓。在當今的日本，大眾媒體和藝人等人
都知道即使他們出言攻擊政府或大臣，也不會被關進監
獄或遭受酷刑，所以他們才會試圖製造輿論。即使是當
時的總理大臣，也無法與大眾媒體的力量爲之抗衡。大
眾媒體受到「言論自由」的保障，以至於他們可以進行
文字獄。更重要的是，由於身爲前總理的森大臣年事已
高，他很有可能有著輕微的MCI等前驅症狀的傾向。說
不定我們抨擊的人是一個「病人」。正確來講，他之所
以被要求退休是因爲「年屆高齡，言行不再敏感細膩」
的緣故。還有一種觀點認爲，大眾媒體正在製造一種
Mob政治（群眾心理）。

　　雖然稍微跑題了，不過少子化事務大臣變成了只會
說些不是本質上問題的雞毛蒜皮小事的大臣。那麼本質
上的問題又是什麼呢？少子化事務大臣應該要呼籲「年
輕人就應該早點結婚生小孩」還有「停止墮胎」才對。
在戰前以及在那之前，十幾歲或二十歲出頭的男女只要
結婚並擁有家庭，大多數的家庭都會生育許多孩子。透
過這樣做，我們就可以防止少子高齡化的發生。我們應
該要呼籲「和人結婚」、「早點生小孩」還有「停止墮

胎」才對。畢竟只有女性能生小孩，所以我們必須思考
「該怎麼辦才好」、「如果要回歸大家庭制度的話，應
該要採取什麼樣的措施和政策」才行。

在人類20萬年的歷史當中，由於原先生活在非洲
的智人（現生人類）的多產與成長，人類才會遍佈全世
界。現今人口超越70億人，預計2050年人口將達到100
億人。大臣忽略了生物學和動物學上的觀點，只談論抽
象且不切實際的福祉理論。在30多歲至40多歲結婚的人
（女性＝雌性）本來就很難懷孕。高齡生育容易出現隱
性基因。德國的精神科醫師表示，在年長男性（40～50
歲）的精子中誕生的孩子比起其他孩子更容易罹患精神
病。而且就算真的懷孕且生育了，生下的孩子也有很大
的可能是殘疾兒或體弱兒。女性母體（雌性）的年齡增
長伴隨著難產的風險，生出生存能力差的孩子的機率隨
著年齡的增長而急遽增加。

我必須再強調一次，少子化事務大臣必須得呼
籲「早點結婚生小孩」才行。不過善良的知識分子、
大眾媒體、公民、「把心輸掉」的大眾卻都說不出這
樣的話。接著就出現了文字獄。也就是所謂的「性騷
擾！」、「懷孕騷擾！」……就連隱性基因等事物也都
被當作不能說的話。當帶著對抨擊的恐懼發言時，就會
收到「弱者就是正義」、「反對強者的就是正義」、
「病人就是正義」、「身心障礙人士就是正義」這樣的

回覆。我認為像英國那樣，將少子化事務大臣換成孤獨事務大臣，是在現今的日本當中更為合適的事情。

而且我認為我們必須得成為「身心健全的公民」，而不是一個即使說出自己的真實感受也不會進行罷免的「連心都輸掉」的日本人。只會玩文字遊戲的政治和抓人語病的文字獄政治，根本就是愚民政治吧。

社會變得越來越複雜。因此就另一方面或是一種反動而言，我們才會呼籲統一、平等、無差別、民主主義、自由。雖然這確實是理想沒錯，但不過是停留在口頭上而已。現實世界中存在著不平等。無論是體力、臂力、知識、智商還是家庭之間的經濟也都存在著差異。即使有差距，本質上也都是因人而異，每個人都該選擇適合自己能力的職業和生活方式。難道這些全都要統一才行嗎？難道所有人都必須在自己所希望的生活方式——第三產業當中工作嗎（？）在今年日本小學生未來想做的工作當中，據說第一名就是上班族。這是否意味著就算沒有人在第一產業工作也可以呢（？）據說2030年日本也將迎來第一波的糧食危機，到了2050年則將會出現全球範圍的糧食危機。

即使日本教師工會的口號「所有中小學學生的成績都是5級」再理想不過，但這也不過是在現實中無法實現的文字遊戲而已。同樣的，如果撇開真實感受和本質上的問題，只做表面上的口頭政治（Mob政治）和無法決

定任何事的政治的話，身爲「連心都輸掉」的日本人，我很擔心未來日本會不會淪爲開發中國家。最後所抵達的目的地就是「中華人民共和國日本州」，過了幾年後，當我們變成像香港那樣的情況時，終於才會出現少數會擔心「我們這樣眞的好嗎？」這種事的人。或許這種事情就叫做「杞人憂天」吧。

20～30年前大家都說日本第一，我們更因此而沾沾自喜。結果我們變得驕傲自大、無法忍耐任何事情，「身心」都變得奢侈了。然而，衆所周知，日本身爲世界第二大經濟體的時代早已過去。由於現在大部分都是「把心輸掉」的日本人，日本將變成失落的20～30年，包括爲了反對而反對的政黨，我們正在創造一個無法決定任何事情的政治。之所以每個人都只會說些花言巧語，是因爲只要說出眞心話就會受罰。而這件事的起因在於日本已經變成了政治紛爭、無法決定任何事情的的政治和社會，除非得到100分滿分不然任何事情都是不會受到認可的。有人認爲，目前的政治型態可能就像即將垮台並最終崩潰的羅馬民主主義一樣。

但是不管有多少弊病，我們都必須面對罹患失智症的高齡者，我們這些醫療、照護、福祉的工作人員們也必須做出適當的應對方式才行。因此，請讓我們談談社會處方。即使說是社會處方，這也只不過是日本所進行之針對失智症患者的2～3種處置、對待方式，以及1～2

種應對孤立、孤獨的方法而已。社會處方就是醫生將其作為一種治療方法並為其開處方的方式。

　　社會處方實際上也是從英國開始實施的，而日本也從照護保險開始實施其中的一小部分。英國的醫生經常開出「社會處方（＝social prescribing）」，以促進遭受孤立和孤獨之苦的高齡者與地區建立連結。比方說，「如果對活著感到煩惱的話那就去教會如何」、「向喜歡花的患者介紹園藝俱樂部」等這樣的處方。透過社會處方來改善老人患者身心的各種症狀，並減少了急診門診和緊急住院情況等，有許多良好的事蹟。目前也正在實施社會處方。雖然日本還沒有這種東西，不過部分的醫師和訪問看護師、NPO組織等處正在做類似的活動。

　　在英國，身為家庭醫師的醫生不僅參與醫療活動，甚至還參與了老人的孤立、孤獨、經濟上的問題，並將他們介紹給那些機構和團體（跳舞、合唱、園藝、教會等志願團體）不過，將社會處方帶來日本卻會遇到一些問題。

　　1. 第一個問題就是宗教。第二次世界大戰戰敗後，為了完善（或盡可能廢除）舊的性質，特別是宗教性質，我們對有著寺廟和神社的領地實施了農地解放。結果，許多寺廟和神社失去了經濟基礎，以至於無法從事宗教活動。為此，日本的佛教（寺院）便幾乎停止了宗教活動，只進行一些

能透過觀光產業等獲取金錢的活動。神社也是同樣的情況，只會舉辦祈禱和交通安全的儀式、祭典，致力於一些能夠獲得金錢的活動，無法賺錢的寺院和神社正在不斷地消失。大多數的小神社都沒有神主，這種現象尤其在離島、偏僻地區來得顯著。在當今的日本，宗教已經非常衰落了。不再重視精神、內心、哲學、宗教—（原始佛教也被稱為印度哲學）—等事物，以物質、食物、科技、I.T.、SNS等為中心，科學萬能的風潮正在擴大。

2. 第二個問題，由於失智症患者參與的人數變多，高齡者設施的活動變成低俗的「幼稚園遊戲」，導致沒有罹患失智症且身心健康的高齡者開始厭惡並不再需要這些活動。

3. 第三個問題就是上述高齡者設施（雖然高齡者設施有實施一些社會處方）的費用問題。因為只能向獲得照護認定的患者收取照護費用。獲得照護認定的患者大多數都伴隨著失智症，大多數沒有獲得照護認定的老人大多處於孤立、孤獨的情況下，不過因為他們的身體相當健康所以也沒有罹患失智症。因此，即使沒有獲得照護認定的人處於孤立、孤獨的情況，由於他們的身體是健康的，所以並不能接受高齡者設施的服務。

4. 第四個問題在醫師身上。即使進行麻煩、費時的社會處方，也無法得到任何酬勞。對講究金錢（酬勞）、靠診療費用而生、忙碌、高收入的醫師們來說，社會處方無非是一件麻煩事。

5. 第五個問題就是「多管閒事」。孤立、孤獨之所以會變成醫療的問題，多少和「多管閒事」有些關係。戰後「把心輸掉」的日本人被教育要獨立、自尊、有個性、自主性（Privacy）等，以至於這個社會變得有些厭惡「多管閒事」。比方說「……什麼的，我才不需要！」之類的想法，或者是討厭參加地域共同體的活動、又或者是即使參加了也會相當低調，最後就導致「不知道隔壁的人是做什麼的」，甚至也出現了孤獨死等情況。除此之外，也出現了社會失蹤人口。也就是所謂的「明明最近還有在附近看到他，結果卻突然不見了呢！」這種現象。作爲當今日本的社會風潮，在這種厭惡「多管閒事」且再也無法「多管閒事」的社會當中，老人的孤立和孤獨正在發展。

　　我們現在正需要適當且輕微、溫和的社會處方。希望能使用社會處方來想辦法逐漸緩和只靠醫療無法解決的孤立、孤獨的問題。慶幸的是，最近開始實施的地區

整合照護對策（政策）是具有一定社會處方的措施。

　　雖然醫療方面也有問題，不過大多的問題都出現在社會制度上。物質和食物變得豐富，欲望多到無法抑制的人們便開始追求金錢，沉迷於B級美食。對電視中毒、SNS中毒的人們而言，「精神」、「哲學」、「宗教」等這些內心問題，已然成為遙遠的存在。

16. 今後

　　世間常有人說，迅速擴展勢力的人（物質）會感到威脅和恐懼，需要儘早的應對才行。另一方面則是慢慢地擴大，等注意到的時候才終於發現事物已經在不知不覺中擴展開來了。

　　日本從明治末期到昭和初期，透過明治維新所帶來的政治改革、文明開化，迅速展開西方化、工業化、資本主義化和軍事化，急速向國外發展並擴大戰線，結果卻一敗塗地，迎來了「生存」還是「死亡」的戰後時期。很久以前，在甲子夜話中，有一位武將說：「勝利有意外地勝利，但失敗卻沒有意外地失敗」。日俄戰爭就是勉強取勝的意外勝利。由不學政治、經濟、科學的陸軍幹部（軍閥）所挑起的太平洋戰爭就是「沒有意外地失敗」的失敗。日本民眾便因此被占領軍（GHQ）的3S政策給蒙蔽，抑或是說是自願、樂意、積極地參與或贊成那些政策，所以才會「連心都輸掉」。

　　我們戰後的日本人幸運地享受到急速的復興和世界上罕見的長期和平，於是便不再努力，開始主張自由、平等、權利，感到自負，就連身心都變得奢侈起來，甚

至就連忍耐都辦不到了。現在透過選舉和大衆媒體，我們開始展開Mob政治（群衆心理政治），以至於變成無法決定任何事情的政治。當今時代也是「失敗沒有意外地失敗」的狀態，日本可能會從世界第2、3名（現在＝2021年）的經濟大國，逐漸下降至第4、5、6名吧。與此相反，近代中國由於自清朝末期以來長期飽受苦難，於是便變得非常聰明。文化大革名、四人幫的政治失敗後，鄧小平復活並進行了「改革、解放」。在弱小和貧窮時忍耐，學習其他事物的時候進行模仿（他們說是這是學習），取得日本等國的大型援助，即使低頭也要達成事物（韜光養晦），等到變強後便逐漸成爲霸權主義的一種作法。如今，中國已然成爲全世界的威脅。

　　我來談談現在流行的新型冠狀病毒。中國並沒有在全世界惡意傳播Covid-19，而是因爲當初（2019年）失敗了。即使沒有洗清SARS-CoV-2從武漢病毒研究所洩露的嫌疑，中國也不是故意的，只是失敗了而已。當時武漢剛好正在流行流感，所以Covid-19便不知不覺地在武漢被隱藏了起來。後來，地區無法完全隱藏住這個病毒，所以就被北京中心給發現了。然後世界各地都發現了這個病毒。而從去年2020年1月左右開始，新冠病毒感染開始在世界各地蔓延。從那一刻起，中國政府突然開始果斷採取實際措施。即使稍微無視了人權（如封城等），依然採取了堅決的防疫態度、堅決的檢查、治療

態度、多少有些錯誤也沒關係的統計報告、嚴格的通訊限制等。就結果而言，這些措施奏效了。然後就是果斷地復甦經濟活動。即使多少有些批評和錯誤，中國還是果斷地執行了這些措施。就這件事來說，也許應該讚賞他們才對。

另一方面，民主主義國家擁有「言論自由」，可以去反對、批評，甚至去搞文字獄。由於也有Mob（群眾心理）政治的一面，所以政策難以迅速地推動。現在也在因為疫苗而爭論不休。本來日本是有能力和技術來製造疫苗的，1990年代以前我們製作了許多疫苗並出口至國外，結果國民大眾開始說各種疫苗都有副作用，大眾媒體便因此大肆宣揚，導致我們不再製造疫苗——也可以說是沒辦法再製造疫苗。因為除了毫無辦法以外，我們也只能做到平時的想法和實踐，所以現在發生事情就只好從外國進口疫苗了。結果卻沒有足夠的疫苗可用，導致我們只好開始嘗試製造國產疫苗。反觀聰明的中國，用實績來搞口罩外交，所以疫苗一時半會沒有作用也沒關係。只要稍微有效就好。和總是追求一百分的日本國民大眾不同。瘟疫是緊急情況，而不是和平的時期。有總比沒有好。我們現在甚至還進行了疫苗外交。

當前流行的新型冠狀病毒在全球範圍內迅速蔓延，在日本等國引起了軒然大波。不過，由於這個病毒的本質是感染症（瘟疫）或流行病，所以一定會有戰鬥結束

的時候。相比之下，失智症大約50年前就被世人所知了，不過當時世界還沒有像現在這樣發展少子高齡化，所以失智症患者便慢慢地增加，在不知不覺中，失智症在日本就隨著高齡化一起增加了。然而現在是新冠病毒的時代，如果說新聞媒體針對新冠病毒的報導有100篇的話，那在2021年4月的時候，關於失智症的報導就只有1～2篇左右。我為此而稍微感到擔心，於是便前往圖書館搜尋「失智症」相關的書籍，結果發現在過去20年左右的時間裡，約出版了400本關於失智症的書籍。至於世界各國的文獻，每年則有數萬篇。不過與其說現在不再關心失智症，倒不如說人們比較關心新冠病毒，所以行政機關和民眾的關心都朝著病毒的方向去了。我從3年前就開始向醫療相關人員闡述失智症相關的知識和想法，不過在目前的情況下，幾乎沒有人對失智症感到關心。在疫情收斂到一定程度後，我們一定會回到失智症的問題上。

等疫情趨緩且失智症再次成為問題時，請重新閱讀本系列的文章。

在醫療和醫學方面，我認為我們未來應對失智症的方式將採用我們在醫學部學到的形式。比方說，我們先開始學習基礎醫學。在失智症方面則探討大腦的解剖、生理和生物化學等知識。然後在大腦的解剖中學習什麼地方有什麼樣的組織。這裡有大腦皮質、這裡有前額葉

皮質、這裡有海馬體、這裡有扁桃體……等等。那麼神經細胞是如何傳遞訊息並建立網路的呢？這是透過訊息物質和電信號來傳導、傳遞刺激（如神經傳達）研究表明，β澱粉樣蛋白和Tau蛋白等物質會積累在大腦的神經細胞當中。接下來，我們將學習基礎醫學中的病理學和藥理學。

作為大腦的精神病理、藥理，大腦當中有著腦血管障壁（血腦屏障），藥物不太能抵達大腦的神經細胞當中，尤其是分子量較多的藥物，研究表明說即使給與藥物也很難抵達。然後就是治療。由於目前還沒有找到治癒方法，所以正在進行對症治療。醫學也一樣，在治療的同時，社會醫學也在參與。然後便進行衛生學和公眾衛生學。如上所述，九州大學的久山町研究等已經出現了。既然沒辦法治療的話，那就進行處置、照護、看護和接待，接著再去思考社會處方和地區整合照護制度。如果治療起來很困難的話，那就去思考該如何預防。近來針對預防的研究和對策也很活躍。

不過，由於失智症是伴隨著高齡化而來的老化所引起的退行性病變，因此不是很容易就能找到治療方法。我認為未來數十年或數百年，With Dementia的狀況還會繼續持續下去。不過，以當今先進的科學、醫療的所有力量來說，未來未必是悲觀的。即便如此，我認為要改善目前的情況也還需要一些時間。我們不得

不充分利用在醫學部所學習到的各種知識來應對With Dementia，例如基礎醫學、解剖學、生理學、病理學、藥理學、公衆衛生學、衛生學等。我相信在遙遠的未來，我們將能夠以某種方式克服失智症。並不是要去治癒它，而是要去克服它，我認爲我們必須去克服失智症才行。要達到這個目標還需要很長的一段時間，所以我們在不久的將來要做的事情就是失智症的調查與研究、治療方法與治療性藥物的開發。

然後就是預防以及阻止疾病的發展速度，防止日本社會繼續崩潰（家庭崩潰和地區崩潰）以及重建和重新構築日本社會。

關於這些事情，我思考了許多。首先要進行的是1）失智症的調查與研究、2）治療方法與治療性藥物的開發、3）失智症的預防還有制止其發展的速度，然後就是、4）應對家庭崩潰、地區崩潰、社會變化。其中詳細內容包括、5）交通事故，尤其是高齡者的駕照和交通事故案件、6）多項新研究結果和臨床試驗、7）以With Dementia爲生活型態的新常態、8）解決無聯繫社會等的問題。以下是最近關於這些問題的一些發現和研究。

1.日本人的AD（阿茲海默症）是透過家族性AD和年齡增長所發病的偶發型AD。日本人的AD大多（8〜9成）爲偶發型AD，是年屆65歲以上高齡後才發病的AD。有多種遺傳基因（Polygenic）

與AD的發病原因和進展有關。中性肽鏈內切酶、APOEE4基因、FAM4、7E、Tau蛋白、Aβ（β澱粉樣蛋白）等物質都參與其中。

2. 眾所周知，糖尿病患者罹患失智症的風險更高。最近發現，從糖尿病前期即輕度高血糖狀態就處於高危險的狀態。即使是在糖尿病前期，流向大腦的血流也會受到干擾，因此便很容易罹患失智症。

3. 神經迴路形成因子「LOTUS」控制記憶功能。LOTUS會促進突觸的形成，也就是與記憶相關的海馬體神經細胞的連接點。不過，因年齡增長而引起記憶障礙的「Nogo」分子則會讓突觸數量減少。LOTUS透過抑制Nogo的作用來防止記憶障礙。LOTUS在健康的成人大腦中含量豐富，但會隨著年齡的增長而逐漸減少。因此，隨著LOTUS減少，記憶功能也將隨之下降。透過操控這個LOTUS，就可以改善失智症和開發藥物。

4. 我們發現了一種機制，可以恢復大腦中因衰老而減弱的神經通路的修復能力。雖然這有一些困難，不過我們發現隨著年齡增長而下降的大腦修復能力會透過APJ受體的作用來恢復。多種腦脊髓疾病會損害大腦和脊椎中的神經迴路，但受損的神經迴路通常會自然恢復。然而，隨著年齡的增

長，神經迴路將變得難以修復。另一方面，還有在神經功能發揮重要作用的髓鞘。髓鞘會因某些疾病和衰老而受損，要修復髓鞘則需要讓寡突膠質細胞祖細胞進行分化，不過衰老則會讓寡突膠質細胞祖細胞的分化變得困難。於是我們發現，APJ受體的激活可有效修復受損的髓鞘。

5. 味之素KK正在調查最近成為話題的新冠疫情和失智症。向40歲以上的男女進行調查後，我們發現因為COVID-19的影響而導致生活習慣發生了變化。由於新冠疫情，社交網路和社會活的減少，又或是說活動身體的時間減少，導致「健忘增加」了。這種情況發生在老人身上則更加嚴重，因「三密」的迴避行動而導致情況越來越嚴重。這是因為三密迴避行動會助長孤獨。

6. 下一個熱門話題就是失智症的預防性藥物。「BAN240」藥物由日本的衛采所開發，目前作為失智症的預防性藥物正在全球範圍內進行臨床試驗。臨床試驗於2021年3月在日本、美國、澳洲、新加坡和歐洲展開。「BAN240」似乎有清除腦內β澱粉樣蛋白的作用。該試驗以年齡在50至80歲之間，積累了β澱粉樣蛋白但無症狀的男性和女性，以及尚未罹患阿茲海默症的男性和女性為對象。迄今為止曾將各種藥劑用於「發病的失

智症」患者身上，不過這些臨床實驗皆以失敗告終。由於在腦細胞受損且發病後，用藥劑去除β澱粉樣蛋白的沒有效果的，所以我們便展開臨床試驗，目的是爲未發病的患者開發預防性藥物。據說「BAN240」在近期會以「Aducanumab」這個藥品名稱進行申請。

7. 在社會變化中，一種簡單的現象就是高齡者的交通事故。在20～30年前，交通事故一般是由於年輕人魯莽駕駛或速度過快所導致，不過在過去10年中，將近一半的事故都是由高齡者造成的。最常見的原因就是認知障礙，比方說在十字路口時未注意、在汽車道逆向行駛以及踩錯煞車和油門等。如果上了年紀後開始健忘的話，希望最好能夠歸還駕照，以減少事故的發生。

8. 長期大量攝取魚貝類、N-3多元不飽和脂肪酸、DHA（二十二碳六烯酸）、EPA（二十碳五烯酸）等的人群與其他人群相比，失智症發病的風險較低。

9. 雖然目前仍處於動物實驗階段，不過通過手術在皮下水平縫合不同的個體，使兩個個體的循環體液混合的駢體生活（parabiosis）有著回春的作用，存在能抑制老化的體液性因子DFⅡ（Growth differentiation factor Ⅱ）和β2-微

球蛋白、雄激素（男性賀爾蒙）、Sirtuins等物質，研究發現其中一些物質可以改善認知功能的退化。也就是說，我們正在嘗試通過使用有效的體液性因子使個體恢復活力並預防失智症。

接下來就是針對社會變化所展開的應對方式。首先就從將家庭崩潰恢復如初的地方開始吧。家庭崩潰是由於核心家庭化的推動所導致的。我認為從根本上重建這一點的唯一方法就是回歸大家庭制度。為了改善地區崩潰，我們必須先規劃該地區的再生才行。目前在日本社會，大眾的就業都集中在第三產業，第一產業正在逐漸衰退或崩潰。第一產業必然與地區緊密相連，由於農業、漁業、林業等第一產業必須紮根於地區，所以必須將勞動力從第三產業轉移到第一產業才行。在江戶時代和明治時代，約有8成的人從事第一產業。不過現在則有8成的人從事第三產業，我認為從事第一產業的人已經不到1成了。為了能順利進行地區再生，我認為第一產業的再生也必不可少。

據說2030年將出現全球範圍的糧食危機。屆時即使日本在財政方面可能還撐得住，不過到了2050年後，糧食危機將不再是局限於低開發國家或開發中國家的問題，預計也會波及到被稱為先進國的國家。當發生全球糧食緊缺的情況時，有可能會出現禁止糧食進出口的情

況。目前將糧食生產的7～8成都依靠國外的日本，必定會發生糧食危機。到那時才轉換成第一產業早已爲時已晚，所以回歸第一產業成爲必然的問題。重要的是，我們要創造一個能夠以大家庭居住在地區，並順利發展第一產業的世界，這將是解決因孤獨和孤立所引起之疾病和心理疾病的線索，甚至還有可能阻止少子高齡化的發展。我認爲我們一定得回歸到大家族制度和第一產業。

　　接下來讓我們回到大家庭。我們本來是以多產爲特徵所發展起來的（智人）人類家庭。起初，我們人類家庭是一個由10～15人所組成的社會單位。這個數字是一個能面對面交流、無需語言就能產生共鳴且相互理解的群體規模。這種社會單位從直立人時代開始延續了數十萬年，直到大正初期和昭和初期都是大家庭制度。這種情況一直持續到最近，直到成爲核心家庭爲止

　　我們還需要回到動物學的角度。讓我們試著稍微回到原點，回歸到大家庭吧！讓我們回到能面對面交流、能產生共鳴且相互理解的群體吧。這樣的話，我們在大家庭中就能一同育兒、一同生活（吃飯、排泄、煮飯、洗衣、打掃等），並且還可以養育、教育、照護、照護我們的孩子。一起悲傷、歡笑、痛苦、快樂，互相「多管閒事」、幫助，還可以吵架、調解，互相給予或消除彼此的壓力，了解生死（生老病死）還有煩惱。這樣就能減輕我們的孤獨和孤立，就連失智症也能因此而減少。

附記

　　說到第一產業的衰落應該提到里地里山，但由於這篇論文的主題是失智症，所以我便無法詳細討論。然而我有一種必須要談論這個的熱烈心情，所以我便把這些內容作爲了本書的結語。

　　里地里山是在日本悠久的歷史中，透過人類干預原始自然而形成的自然環境。這種環境位於稻田、小河、草地、後山等原生自然環境與都市中間，對於我們日本人來說，這是一種離我們最近且最熟悉的自然環境。這種環境在明治、大正、昭和時代占據了4成的國土。然而，由於戰後文明、都市化和現代化的快速發展，人們離開小島、山村和偏遠地區，遷移到水泥叢林的都市當中。隨著第一產業的衰落，里地里山也隨之減少，我們日本人現在則生活在2成國土當中的水泥叢林裡。

　　另一方面，里地里山開始明顯地荒廢。由於里地里山的荒廢而產生的問題相當嚴重，日本豐富的生物多樣性也隨之消失了。如果不再對因採伐或自然災害等而損害的森林進行能夠再生的次森林管理的話，具有水質和空氣淨化、防洪等功能的森林數量將會逐漸減少。

里地里山的荒廢似乎影響了近年來自然災害所造成的破壞程度。

　　里地里山是由人們花了很長一段時間和自然相依而成的，是一個人類與自然可以持續共存的自然環境。這種與自然和諧相處的生活，才是我們日本人原有的風景，也是我們對未來社會的展望。

結語
日本社會50年的高齡化與失智症

本書的作者吉水卓見醫師，與身為熊本大學醫學部的同級生、也是醫學界盟友的坂本久浩醫師進行了對談。兩位資深醫師回顧自己的歷程，針對不斷變化的日本社會和失智症進行談論。

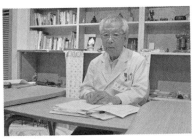
坂本久浩
（前醫療法人茜會總院長）

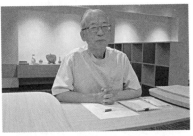
吉水卓見

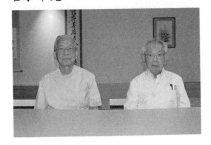

兩位醫師的來歷

坂本：吉水醫師雖然和我是大學的同級生，不過因為名冊是按照名字的發音來排列的，所以學生時期我們並沒有什麼交流，反而從畢業之後才有個人方面的來往。當時正在進行廢除實習

制運動所引發的大學紛爭，從醫學部畢業後必須以無薪醫務人員的形式進行義務培訓，於是便一直在進行廢除該制度的運動。我畢業後沒有進入大學醫院的醫療部門而是隸屬於醫院，我記得吉水醫師畢業後是去沖繩實習對吧。當時沖繩還沒有回歸日本，所以是一種赴美留學的形式嗎？

吉水：我之前留學的地方是現今的沖繩縣立中部醫院，不過當時沖繩還擁有琉球政府，所以是琉球政府立沖繩中部醫院。當時我是以第二期實習生的身分向夏威夷大學醫學部的教授學習的。然後，作為實習的酬勞，我每個月都會收到來自夏威夷大學的150美金。

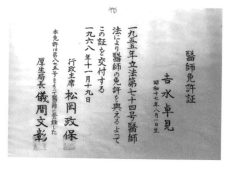

琉球政府所發行的醫師執照

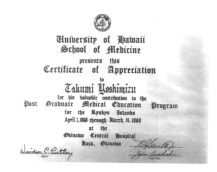

實習證明

坂本：受到的是美式教育對吧。

吉水：看護師的指導人員也都來自夏威夷大學，至於沖繩中部醫院無法進行培訓的診療科，則是在嘉手納的美軍醫院進行培訓。當時的越南戰爭相當激烈，所以我們也救治過南越的傷病士兵。受傷的南越軍官主要從西貢、峴港等地被送往美國空軍嘉手納基地的軍事醫院。琉球政府立沖繩中部醫院則是進行門診和住院患者的診療。在日本本土，我認為是沒辦法診療被黃綠龜殼花咬傷或感染特異寄生蟲的患者的。

坂本：後來，就到麻生飯塚醫院就職了對吧。

吉水：沒錯。在那之後我回到了大學，並在體質醫學研究所擔任文部教官助手。後來我就去了大分縣的國立醫院，然後就在麻生前總理大臣的醫院（麻生飯塚醫院）就職了。當時醫院的床位超過1,000個，數量比九大醫院還要多，是九州第一的大醫院。一半的醫師畢業於九大，畢業於熊大的醫師約占1/4，剩下的1/4則是畢業於其他大學的醫師們。當時約有50多名醫生，目前則因為有接受研習醫生，所以大概約有200～300名左右的醫師和研習醫吧。

坂本：那個時候，我透過熟人的介紹，擔任位於新宿歌舞伎町的東京都立大久保醫院（現今的東京都保健醫療公社大久保醫院）的醫務人員，並在癌症病房主要從事類似目前研習醫的工作大約5年左右。我想起昭和49

年左右，當我還在大久保病院時，我便在東京見到了吉水醫師。應該是吉水醫師前往外務省的時候吧。

　　吉水：大概是我在外務省工作後轉移到防衛廳的時候吧。

　　坂本：我記得我們是在歌舞伎町入口的喫茶店見面的。後來，昭和50年的時候我就被調到文京區都立駒込醫院新設立的輸血科了。

　　吉水：從飯塚醫院辭職後，我在北京和里約熱內盧擔任了約5、6年的外務省外交官，後來就覺得差不多該回日本了。因為我從未離開九州過，所以就想說去繁華的東京看看，於是便在東京找了工作。然後偶然遇到了山下奉文大將的姪子山下醫師（熊大的醫師學長），他邀請我說：「我們打算在東一（現今的國立國際醫療研究中心）開設新的國際醫療中心，你有國際經驗的話，應該會很適合這個工作吧。」

　　這時發生了一件很有趣的事情，那時我大概40歲左右吧。我有點震驚，因為院長醫師等人對我說：「請您務必要來我們中心。不過因為您不是鐵門會的成員，所以請先以無薪醫務人員的身分工作吧。」因為那時我已經40多歲而且還有老婆和小孩了，所以我無論如何都沒有辦法去擔任無薪的醫療人員，於是便決定去找別的工作。當我在里約熱內盧時，我認識一位遠洋航行的艦隊軍醫長（鐵門會），他是海上自衛隊的醫師，當我

打算回日本的時候他就多次邀請我「加入海上自衛隊吧」，於是我便進入了海上自衛隊。那時我在六本木的海上幕僚監督部（舊時的海軍省）工作，也就是現在的東京中城。後來我被調到海上自衛隊最大的的部隊——橫須賀，然後還去過航空部隊的厚木機場。我記得我是在東京的熊大會遇見您的，所以大概是我離開部隊的時候。我之前是潛水醫學實驗隊的實驗第一部長（隊內的No.2），當時前熊大的佐藤教授是東京神經研究所的所長，他告訴我高壓潛水時味覺也會發生變化，我還因此寫了一篇實驗結果的論文。我想我大概是在那個時候出席了東京熊大會。

坂本：我還在大久保醫院的時候，就展開了輸血後肝炎的研究。當時，東大醫院輸血科已經開始對澳洲抗原（現稱為B型肝炎病毒）進行研究。因此，他們便打算在都立醫院也設置專門輸血的部門，所以就在駒込醫院新設立了以治療感染症和癌症為主的輸血科，於是我就被邀請到了那裡。大久保醫院的癌症病房主要是對癌症、癌症末期的患者進行抗癌藥治療，因此經常需要輸血，所以將近一半的患者便出現了肝炎的情況。致力於輸血後肝炎的預防措施這件事則成為我調到駒込醫院的契機，於是我便開始專攻輸血。我在駒込醫院工作了大約9年，然後在昭和59年（1984年）時被調到北九州市的產業醫科大學醫院輸血部。昭和61年（1986年）時，吉

水醫師登陸下關，開設了吉水內科後，我們便開始有了來往。由於當時正在找能在吉水內科幫忙的醫師，於是便從產業醫大派了一些醫師過去幫忙。

高齡者醫療的重要性

坂本：吉水醫師一直以來都在做相當重要的事情，那就是以高齡者醫療為重點所展開的工作。2020年度的人口普查快報出爐後，其中只發表說人口減少這件事，但從下關市的資料來看，可以發現高齡化人口比率已經很明顯了。

坂本：截至2021年5月31日，下關市人口約有25萬人。當我來到昭和醫院的時候，我記得已經超過30萬人了。男女合計的高齡化人口比率為35.8％，是一個相當高的數值。

坂本：40年前，高齡化人口比率約在10％左右。與上一次的人口普查（2015年）相比，其比例增加至33％。

表1：高齡者人口（下關市）截至2021年5月31日

性別	人口（人）	65歲以上人（人）	高齡化人口比率（％）
男	119,178	37,573	31.5
女	136,641	54,052	39.6
合計	255,819	91,625	35.8

表2：山口縣下關市的人口主要指數

年分	人口（人）	老年人口比例（％）	後期老年人口比例（％）
1980	325,478	10.6	3.7
2015	268,517	33.0	16.7
2045（推算）	181,656	40.7	24.3

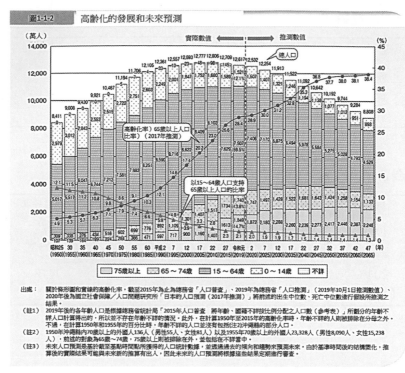

圖1：依據內閣府「2020年版本的高齡社會白皮書」的高齡化人口比率變化

坂本：圖1是顯示全國高齡化人口比率變化的圖表。中間垂直的線條為2020年，當時的高齡化人口比率為28.9%。下關甚至更高，達到35.5%。雖然是推測的數值，不過2040年的全國高齡化人口比率約為35.3%，也就是說下關市已經領先我們20年了。在上一次的人口普查時，山口縣的高齡化人口比率在日本排名第4。最高的則是秋田縣。接下來則是高知縣和島根縣。再接下來則

是山口縣，如果只看下關市的話，就可發現這裡領先了日本20年。30年前，當吉水醫師在茜會昭和醫院展開高齡者醫療時，高齡化人口比率還是15％或20％左右，還沒有那麼高。我認爲在當時展開高齡者醫療是件很有先見之明的事情。

　　吉水：我和5個人一起創辦了吉水內科，其中有3名看護師和接待人員，還有我的妻子（藥劑師）。下關既不是我的家鄉，也不是我曾經居住的地方，與我毫無地緣和血緣關係。所以，我認爲我必須做一些與之匹配的事情，所以便選擇去做一些其他人不會做的事情。首先，由於當時已經沒有出診這種東西了，所以我便開始進行出診的工作。也就是現在所說的居家醫療。有一件還蠻好笑的事情，當我在國外旅行的時候，我偶然和一位年紀比我大的小兒科醫師住同一間房間，我跟他說我打算開一間內科醫院的時候，他跟我說：「內科就是爺爺奶奶科呢。」好像從那個時候開始，內科就被定爲高齡者醫療了。居家醫療的對象也是高齡者。因爲即使在家生病了，去醫院也很麻煩，所以才需要出診這種業務。因此我的患者便逐漸增多了。

　　我發展組織的原因約有三個。其中一個就是要有志向。我是辭去東京的國家公務員工作，漂流到下關的。一開始只有3名員工，不過我在離開國家公務員的時候約有700名左右的部下，於是我便懷抱將我的組織變成

1,000名員工的志向，所以就聚集了許多員工。

　　第二就是因為日本是法治國家，我們必須要依法辦事。在東京的時候，我曾在霞關待了一段時間，那時我和醫師以外的國家公務員有一些交流，並且從他們那裡學到了很多。

　　比方說，大藏省出身的同事告訴我：「如果你想創業的話，就必須向銀行貸款才行。不過銀行可是中利貸哦！」這是要我「和銀行好好相處」的建議。勞動省的同事則告訴我：「雇用雖然很容易，不過解雇人的話要格外小心。」像這樣，我從霞關的人脈中學到了很多東西。在這方面還有一個例子。當我剛創設吉水內科的時候，我每2～3個月就會到東京收集情報。我有一位前同事在當時是老人保健課長，他跟我說他們明年要建立一個名為老人訪問看護站的制度，既然我正在實施居家醫療（出診），那要不要也創立訪問看護站呢？因此我便前往縣廳取得非正式的許可，然後當我去下關市的負責部門時，有一位高層的看護師出來告訴我他們不接受這些文件。這是因為沒有先例的關係。然後還問我說：「有國會議員建議您這麼做嗎？」當我回答「沒有」的時候，他便告訴我：「那現在做這個還太早了。」

　　如果是當今的昭和醫院的話，他們應該會馬上接受，不過因為當時我的診所是他們連聽都沒聽過的地方，所以他們的態度就是就算我帶文件過去了，他們

也沒辦法受理。說實話，高層的看護師可能是因為太有經驗了，所以才會對新的老人訪問看護站制度不太理解吧。因為不能說自己不知道，所以他們的判斷就是先收下文件，然後如果有其他人也提出相同文件的話再進行受理。如果我還在霞關的話，我真的會對他們怒吼：「我都把文件整理好了，你卻說不能受理，這是怎麼一回事？」不過我卻不能那樣做，因為我在下關只不過是普通公民而已。所以雖然我沒辦法成為日本第一個設立的，但我卻是山口縣第一個設立老人訪問看護站的人。我們已經慢了別人許多了，所以必須要做一些新事物才行。那就是一種遵法精神，當新制度創立的時候我們就要積極地去使用它。即便我那時候無法成為日本第一，我也認為我應該成為山口縣第一，無論引入什麼新制度，我都要第一個去做，並逐漸提高自己的水平。

第三則是在醫療組織當中，擴大組織的一個重要條件就是如何去招募許多能成為組織核心的醫師們。因為只有我的話很難辦到這件事情，所以我便多次前往任職於產業醫科大學的坂本醫師那裡。雖然其他的職員我可以自己招募，不過醫師的話就需要大學等地方來幫忙了。茜會之所以能發展到今天的規模，然後還能有這麼多醫師在我們這裡工作，這都是多虧了坂本醫師的努力。最後，在坂本醫師成為日本輸血學會總會會長並從大學退休之後，我便邀請他來擔任醫療法人茜會的醫師

長（總院長），並請他來到昭和醫院。

坂本：吉水醫師雖然以自己的構想擴大了事業，不過實際上除了婦產科和小兒科以外，其他科別都已經變成高齡者醫療了。即使是急性期醫院，就診的患者也大多是高齡者。我們現在正處於一個在醫療方面有意識地以高齡者為主的時代。在幾十年前，說到高齡者醫療的話雖然會想到老人醫院，不過現在已經不是這種情況了，我們對高齡者也是實施普通的醫療。無論是大學醫院還是急性期醫院、民間的綜合醫院，現在都已經變成了這種時代。世界已經改變了。當我們還是學生的時候，那時還不是長壽的時代。人類一般在60多歲或70多歲的時候就會過世，也就是在罹患失智症就已經去世了。我不記得我在大學時期有學過失智症的知識。

吉水：那時有個臨床課程（德語為Poliklinik，不過最近開始使用英語Bed side learning），那是一門教授帶患者來教室，並讓醫學生觀看診察過程的課。許多來到臨床課程的患者都是罕見的病例，而不是常見症狀。我記得那時精神科的老師將當時所謂的「老人痴呆」患者帶來課堂上，當時是以罕見病例為開場白來上課的。

坂本：現在回想起來，我想我曾遇過一個失智症的案例。當我在大久保醫院的癌症病房時，那時有一位高齡婦女因乳癌復發而發生骨轉移。雖然說是高齡，不過也就是70多歲接近80歲的患者。那位患者抱怨骨轉移的

疼痛而來院。當時患者的兒子和兒媳來看望她的時候，她跟我們說：「他們夫妻假裝要幫我按摩身體，然後拿走了我的存摺。醫師，請您幫我收好存摺。」雖然我當時覺得很奇怪，不過現在想起來，那應該就是我第一次遇到的失智症患者吧。

吉水：這就是東西被偷的妄想呢。

坂本：沒錯。雖然現在已經認得出來是不是失智症了，不過那時候還真的沒有發覺這件事。當時失智症就是這麼罕見。當我在1980年代後期（昭和末期）回到九州時，我開始覺得高齡者增加是一件很困擾的事情。雖然東京有許多年輕人，不過九州反而推著步行車的高齡者比較多，我覺得這樣的奇景非常不協調。在這些人當中，我變得經常看見當時被稱作為痴呆的失智症患者。大概是30年前左右吧。

產生失智症的「姥捨山」

吉水：自從我在吉水內科再次開始看門診（自3～4年前），因為有許多高齡者，所以我發現包括MCI（輕度失智症）在內的失智症患者數量，約占所有患者的一半。這些患者的生活形式都是老老家庭、老老照護、獨居老人。這真的讓我很震驚。這些人明明都有生兒育

女，卻還是成爲了獨居老人和老老家庭。雖然是一個不太好的詞彙，但我認爲這種情況不就跟「姥捨山」一樣嗎？並不是因爲想拋棄所以才把他們拋棄在這裡，這也不是合法的事情，不過實際上這種情況已經變成「姥捨山」的狀態了。

之所以會發展成這種情況，我認爲是當今世界核心家庭化的關係。這種情況是從我們那個時代開始的。結婚後不再與父母和兄弟姊妹居住在一起，而是自己搬出去，並組成其他家庭。過不久後孩子出生，等孩子長大後他們又搬離家中。最後就會變成老老家庭，然後當身邊的老伴過世後就會變成獨居老人。雖然這種情況已經成爲日本生活型態的大勢，但我認爲這樣是會出現問題的。就結果而言，失智症患者增加了。下關還沒有那麼嚴重，不過要是到了農村、山村、漁村或是小島和偏遠地區的話，就變得很嚴重了。那些地方只有那些人在，當那些人死亡後，他們居住的房子就會變成空屋，而那個地區就會逐漸消滅掉。我經常前往小島旅行，也去過許多不再有人居住的部落或是有部落的小島。這種情況稱作邊緣村落，已經無法成立成村莊了。我不認爲平成年展開的大合併有讓這件事往好的方向發展。即使將多個市町村聚集成一個大城市，人們也只會聚集在核心的都市地區，而周邊地區的人口則會越來越少。

以前有一間神社沒有神主，後來草木稀疏，廟宇

也日漸消失。即使有公車運行,但那並不是大型的交通公司,而是爲了跑診療所的市營公車。也就是說,就連公車的公司也不會去那裡,所以才會眞的發生地區崩潰。第一產業的衰退加劇了這種情況。第一產業的衰退和偏遠地區的荒廢正在一併進行。即使年輕人可以留在地區,但他們還是選擇離開部落前往都市,並成爲上班族。並不是他們在都市生活得很富裕,而是即使他們不處於社會底層,他們也生活在貧困之中。說難聽一點就是他們逃離生養他們的故鄉,並且把他們的父母給留在那裡。這就是我所說的「姥捨山」。在深澤七郎的《楢山節考》中,雖然著作中是將年老的父母拋棄到姥捨山,不過現在的「姥捨山」則是丟下父母不管,兒子和孫子逃離家鄉。

生命的循環和失智症

坂本:我曾在手稿階段閱讀了吉水醫師的這本書。目前的醫療標準無法治癒已經罹患失智症的患者。雖然出現了新藥「Aducanumab」,不過也只是延緩發病的時間而已,如果沒有在發病前使用的話就不會有任何效果,看來用藥物治療失智症依舊是很困難的一件事情。隨著年齡的增長,人類所有的器官都會老化和衰弱。如

果精神也能以同樣的速度衰弱的話就好了。畢竟明明身體是健康的，而頭腦卻罹患有失智症，這樣的落差實在太大，讓人感到相當為難。

吉水：對坂本醫師而言，我接下來要說的事情可能有點班門弄斧。不過在病理學當中，疾病是由各式各樣的原因所引起的。其中，由細菌、病毒、寄生蟲等引起的疾病屬於感染症，身體隨著年齡增長而老化的是退行性病變，因癌症和腫瘤所引起的則是惡性新生物。在那當中，我認為因為失智症也是退行性病變的一部分，要停止衰老是件非常困難的事情。未來應該也沒有多大的希望可以實現。而且，當初被稱作為如夢一般的藥「Aducanumab」，在最近也引起了爭議。

坂本：畢竟就連植物也是發芽、成長、含苞待放、開花、結果，然後枯萎並回歸於泥土。這個循環是自從生物誕生以來，持續了數十億年的生物學規律，所以應該是沒有辦法改變的。

吉水：如果不是釋迦摩尼和神明，看來是無法克服生老病死的呢。

解說

關於作者

　　作者是一個到處移動的人，也是一個透過反覆移動以尋找適合自己環境的人。不過他的移動並非毫無計畫，他會在所到之處與各式各樣的人交流，化點為線，並擴大自己的區域。他就是一個重複這種移動的人。這從本書的簡介和對坂本博士的採訪中可以看出。作者從醫學院畢業後開始了他的研究生涯。之後，他在幾家綜合醫院累積臨床經驗，並在數年後被派往北京和里約熱內盧擔任外交官。回國後加入海上自衛隊，作為手下有700餘人的官僚活躍於其中。不過作者的移動並沒有就此結束。他「登陸」在本州最西側的下關，和身為藥劑師的妻子、2名看護師和1名行政事務人員（共5人）開了一家診所。然後在這20多年以來，他相繼創立醫療法人、社會福祉法人、看護學校等處，也在東京創辦了2處福祉設施。並且，正在擴展為擁有3,000名員工的醫療照護福祉設施群。

　　目前，茜會理事長由長男（內科醫師）接任，曉會理事長則由次女（內科醫師）接任，而作者自己則將作

失智症的時代 家庭與地區的重生

為會長來扶持繼承人。不過，身為移動的人的作者並沒有改變自己，據說即使是現在，只要有人想要看診，他就會背著一個包包跑去偏遠村莊的診所進行診療。

這樣的作者能活躍於各種領域雖然是理所當然的事情，但並非是漫無目的，他所做的所有事情都是由堅強的意志所控制的。作者榮獲經營者獎並接受雜誌採訪之際，他曾被問說是否在開業當初就有擴大業務的打算，當時他是這麼回答的：「因為我在進入民間之前曾擁有超過500多人的部下，所以我便懷抱著不低於這個數字的雄心從小事開始做起，當時的目標則是打造一家擁有700至800名員工的醫療機構。」這個採訪也透露出作者的雄心壯志。另外，本書與坂本醫師所進行的對談之中，作者也曾提到他剛開創吉水內科時，每2～3個月就會到霞關的一位官僚熟人那裡收集情報，然後將透過這種方式所得知的情報作為指針，致力於山口縣還沒有開始的新領域。對於作者來說，這世上的勝利並沒有意外的勝利。

可以說作者是一個有抱負的人，他具備實現理想的才能和睿智，並且能用意志去控制這些事情，然後實現自己的理想。

238

關於本書的結構

　　本書分成兩部分+附錄。第一部分是由醫療法人曉會的員工楊舒絢小姐以採訪者的形式，向作者提出有關失智症的疑問。第二部分則是論述考察的文章，內容曾分別發表於茜會、曉會的季刊雜誌上，旨在為醫療、照護和福祉人員提供有關失智症的啟蒙講義。

　　不過，作者想讓普通大眾了解失智症，而不僅僅是專業人士。這是因為在據說人能活到100歲的超高齡社會的日本，失智症不是別人的問題，而是我們自身的問題。

　　因此，作者便決定安排與非醫療照護人員、只擁有普遍失智症知識的外國人（行政事務人員）楊小姐進行對談。楊小姐會向作者提出失智症相關的疑問，然後作者會盡可能用通俗易懂的方式來回答。透過這種Q&A交流，在楊小姐對失智症的理解逐漸加深的同時，身為讀者的一般人應該也能對失智症有深刻的理解吧。基於這樣的意向，作者策劃了第一部分和楊小姐的對談。所以涉及醫療、照護、福祉的人員，可以跳過第一部分作者和楊小姐的對談也沒關係。建議專業人士可以從第二部分開始閱讀。

　　在附錄中，作者準備了和他長年的盟友坂本醫師之間的特別對談。從醫50餘年的坂本醫師與作者的對話當

中充滿了「令人愉快的知識」，也是本書的看點之一。
對於醫療、照護人員而言，附錄是能閱讀到不容忽視的
智慧交集的部分，希望身爲醫療照護人員的讀者能夠閱
讀本書之附錄。

第二部分的解說

　　正如同我前面所述，爲了讓會接觸高齡失智症患者
的醫療、照護、福祉專門人員能夠重新學習日新月異的
失智症知識，作者便撰寫了第二部分的內容。從狹義上
講，可以說作者是爲了讓自己參與的醫療法人茜會和社
會福祉法人曉會的工作人員能更深入地致力於失智症，
所以才會撰寫這本書的。

　　作者首先會介紹關於失智症的歷史。在1960年代，
當作者還是學生時，即使身處醫學部，他也對失智症知
之甚少。這種情況一直持續到1990年代也沒有改變，當
時既沒有治療方法，也沒有合適的應對方法，無論是家
人還是醫療人員都對失智症患者有偏見，認爲「就算跟
他們說了也不會懂」。然而，隨著少子高齡化，失智症
突然成爲一種不得不重視的疾病，並且醫療界和國家、
縣市政府也已經開始應對這種疾病了。

　　接下來作者將談論失智症研究的最前端。此外也

將針對由美國渤健和衛采所共同開發的阿茲海默症治療性藥物「Aducanumab」進行介紹。但是，由於失智症是一種退行性病變，因此即使透過藥物可以暫時改善病情，目前仍沒有能夠治癒的治療方法。作為失智症治療，唯一可以做的就是延緩其發作和進展。因此，失智症治療的重點在於做好良好的處置和周到的照護。為了付諸實踐，有一件非常重要的事情。我們必須了解失智症的現象，並且基於對現象的理解與失智症患者建立正確的關係。然後就與他們接觸的正確方式來說，作者也有介紹說人性照護法和以人為本等方法。因此，作者以這種方式所發展的理論是完全妥善的，而且應該也沒有人會反對這些論點吧。不過，其中並不存在作者的想法。截至目前為止的理論只不過是一個供作者展開自己思考的序曲而已。作者關於失智症的理論將從此處展開。

　　作者首先把「腦因年齡增長而老化」的這種器質性病變作為失智症的最大病因，同時將失智症劃歸為「也是心理疾病的一種」，並開始暢談自己的理論。

　　「失智症最大的原因就是年齡的增長，也就是高齡者大腦的老化。健忘的話，由於感興趣就會產生記憶，失去興趣和動機就會產生健忘。此外，失去興趣和動機就會促進健忘的發生。雖然這是動物學的基礎，但據說包括人類在內的群居動物，離開群體時孤獨的動物就會

變得兇暴，並且因發狂而死。這意味著失智症也是一種孤獨的疾病。」

　　作者發現失智症和孤獨感之間有著深刻的關係。關於孤獨的問題，2018年1月時英國首相梅伊（當時）稱「孤獨是現代公共衛生上最大的課題之一」，然後任命了世界上第一位「孤獨事務大臣」。當時這件事還成為了很大的話題。作者深入其中，說日本才真正需要一個孤獨事務大臣。因為日本的孤獨感和孤立化率是世界上最高的。然後，針對孤獨和孤立與失智症之間的關聯性，作者表示：

　　「失智症不僅是心理疾病，身體的疾病也會隨著衰老一起增長，失去社會性後便會變得孤獨，而孤獨感又促進了失智症，形成一種惡性循環。」

　　不過，作者並沒有說孤獨或孤立是造成失智症發病的原因。他只是介紹九州大學在久山町進行的一項調查結果，也就是孤獨和孤立會誘發和促進失智症。然而，考慮到這項調查的結果，我們不可避免地會產生要預防失智症的想法，於是社會才會致力於孤獨和孤立的問題。然後，在這種必然的引導下，作者提出了在少子高齡化社會中生存的處方箋。

　　作者認為孤獨與孤立這種病態最初在日本社會蔓延的原因有很多，不過家庭制度的崩潰和地區社會的崩潰則是其中的主要原因。因此，作者的處方便是針對家庭

再生和地區再生所提出的。為了讓家庭在地區再生，作為底層結構且與地區緊密相連的第一產業的重建也將是一個課題。以紮根於自然、具有可持續發展目標的第一產業為基礎的地區再生方式。一個人們即使在地區中變老也可以和他們的子孫一起生活的社會。作者表示這不僅可以預防失智症，還可以阻止少子化。

「我們在大家庭中能一同育兒、一同生活（吃飯、排泄、煮飯、洗衣、打掃等），並且還可以養育、教育、照護、照護我們的孩子。一起悲傷、歡笑、痛苦、快樂，互相「多管閒事」、幫助，還可以吵架、調解，互相給予或消除彼此的壓力，了解生死（了解生老病死）還有煩惱。這樣就能減輕我們的孤獨和孤立，然後失智症也能因此而減少。」

這並沒有將過去浪漫化，也沒有邀請我們懷舊地回到過去。這世上也從來沒有存在過這麼和諧的過去。這個提議是我們將來會實現的一個概念。

每個人都很清楚現在的核心家庭已經走到了壽命的盡頭。同樣地，生活在物質變得豐富的社會的高齡者們也很難感到幸福。地區力量衰退，自然資源枯竭，地球環境遭到破壞，在全球範圍內出現氣候異常。應該沒有人會認為過去的情況會一直持續下去吧？我們總是希望著改變。針對這種變化，作者提出「大家庭化」和「透過第一產業的重建實現區域再生」來作為治療孤獨和孤

立等社會病態的處方。重申一下,這不是邀請我們回到
過去,而是讓我們在更高維度上實現過去曾出現過的東
西的一種倫理方面的言論。面向未來的X,作者提出一些
辯證發展,比方說脫離核心家庭,走向多代共存大家庭
體制,然後構築出對地球環境友好、可再生且先進的第
一產業。如果能以可能性為中心來閱讀本書的話,就能
夠理解這一點。

　　講述失智症,並走到家庭和地區社會的變革。這就
是這本書,也是身為不斷移動的人的作者。

註釋:正如具有先見之明的作者所提議的那樣,日本在2021年2月新
設立了「孤獨、孤立對策」大臣,並任命坂本少子化事務大臣擔任
負責人。

臨床心理師　古川一德

致謝辭

　　在製作這本書時，我請身爲醫療法人茜會祕書的西川泰功先生來組織並製作這本書的手稿。對於我的補充和更正，多虧有他的及時回應，我才能夠在短時間內完成手稿。如果沒有西川先生的話，我是沒有辦法完成這本書籍的。西川先生畢業於哲學科，並且具有自由撰稿人的經驗，對寫作有相當深的理解。針對手稿的內容，我委託身爲臨床心理師的古川一德先生進行了數值和文獻的確認，並請他協助撰寫解說。本書的要點條理清晰，對讀者有很好的指導作用。我想藉此機會感謝他們兩位在從事醫院工作之餘，爲這本書的製作所做出的努力。

　　另外，在考慮是否能夠出版時，我從我的老朋友山口新聞的岩本記者那裡獲得了關於出版know-how的指導。在百忙之中，儘管是休假日，他都還是參加了會議。我在此深表我的謝意。我還要感謝身爲前大眾媒體幹部的上田克己先生和羽原淸雅醫師能夠爲我進行出版方針相關的指導。他們不僅親切的回應我關於手稿中困難點的諮詢，甚至還爲我提出了改進的建議。

我不能忘記我的妻子千賀子，她多年來都在工作和生活上支持我，與我同甘共苦。本書中的情節來自我創立的醫療法人茜會和社會福祉法人曉會，我在這些地方所經歷的經驗占據了本書的大部分。如果沒有與我共同經營兩家法人的千賀子，我是無法體會到這些經驗的。我想把這本書獻給千賀子。

最後，我要感謝PHP Editors Group的池谷秀一郎先生，他在我出版時親切且認真地指導了我。他對細節的關注常常讓我感到吃驚，讓不太清楚出版的我大開眼界。我在此再次深表我的謝意。

吉水卓見

參考資料

一、參考文獻、書籍

作者	標題	發表日期
RC Petersen, GE Smith, SC Waring	Aging, Memory, and Mild Cognitive Impairment	1997.11
中村 祐	阿茲海默型失智症的診斷與治療	2008
大內慰義、下濱俊他	特輯：當家庭醫師診療失智症時	2008.11
田中稔久、丸山大輔、武田雅俊	阿茲海默症與Tau蛋白	2012
東海林幹夫	失智症的生物標記：對診斷和預測的貢獻	2014
下方浩史	失智症的主要原因和預防方法	2015
粟田 主一（編纂）	失智症綜合護理（日本醫師會終身教育系列）	2018
長谷川浩	輕度認知障礙（MCI）	2018.3
岩田溫	藏區大屠殺與朝日新聞	2008/8/7
氏家 幹人	老爺與鼠小僧—老侯爵·松浦靜山的世界	1991/1/1
W.KahleH.Leonhardt,W.Platzer（著）、越智淳三（譯）	分冊 解剖圖集 I肌肉骨骼系統	1995/3/1

作者	標題	發表日期
毛里和子	來自附近的中國－民族問題和國家	1998/9/24
酒井Shizu	疾病所講述的日本歷史	2002/4/7
Ruth Benedict（著）、長谷川 松治（翻譯）	菊與刀	2005/5/12
Michael Andreas Helmuth Ende 大島 Kaori（翻譯）	桃子	2005/6/16
Werner Kahle ,Michael Frotscher（著）、平田 幸男（翻譯）	分冊 解剖圖集 III 神經系統／感覺器官	2011/1/1
H. Fritsch（著）、W. Kühnel（著）、平田 幸男（翻譯）	分冊 解剖圖集 II 內臟	2011/10/1
山極 壽一	家庭進化論	2012/6/21
北川泰久	西洛他唑對阿茲海默型失智症的效能／效果	2015.5
結城康博	孤獨死的現狀及其應對措施	2015.9
新村健	控制老化的體液性因子	2016.1
松田 修	失智症非藥物治療的現狀與課題：以BPSD的預防和治療爲中心（特輯 失智症的非藥物治療：以心理學方法爲新）	2017.12
芝田英昭	社會保障的瓦解對高齡者的直接打擊	2017.4

作者	標題	發表日期
中島 健二（編）	失智症治療性藥物的概念和使用方法	2017/6/22
金 慶姬	日韓高齡者的社會性孤立現狀及認識	2018/10/31
水野 辰雄	日本! 起死回生	2019/4/12
田代 洋一、田畑 保（編）	糧食、農業、農村的政策課題	2020/1/7

二、參考網站
（最後一次確認網址URL是在2021年6月24日）

網站	網址URL
m3.com	https://www.m3.com/
Medical Tribune	https://medical-tribune.co.jp/
MedPeer	https://medpeer.jp/
日經醫療	https://medical.nikkeibp.co.jp/
失智症Net	https://info.ninchisho.net/
公益社團法人日本WHO協會	https://japan-who.or.jp
經濟產業省資源能源廳	https://www.enecho.meti.go.jp
Alzheimer's Association Journals	https://alz-journals.onlinelibrary.wiley.com

作者履歷

吉水卓見（Yoshimizu Takumi）

1942年（昭和17年）出生於福岡縣築上郡八津田村大字
　　　東八田。
1949年（昭和24年）進入八津田村立小學就讀。
1968年（昭和43年）畢業於熊本大學醫學部並取得醫師
　　　執照。在琉球政府立沖繩中部醫院接受夏威夷大
　　　學的實習教育。
1970年（昭和45年）任熊本大學體質醫學研究所（生理
　　　學研究室）文部教官助手。
1972年（昭和47年）進入國立中津醫院就職。
1974年（昭和49年）就職於飯塚醫院。成立血液透析中
　　　心，成爲腎臟中心首任醫務主任。
1977年（昭和52年）作爲日本駐中國大使館的醫務官前
　　　往北京赴任。兼轄蒙古、越南、香港、上海、廣
　　　州等地。
1980年（昭和55年）任里約熱內盧日本總領事館領事。
　　　兼轄南美各地的領事館。（巴西、巴西利亞、勒
　　　西菲、聖保羅、阿雷格里港、瑪瑙斯、貝倫、巴

拉圭、亞松森、恩卡納西翁、烏拉圭、蒙特維
多）

1982年（昭和57年）任海上自衛隊二等海佐、海幕衛生
部勤務、遠洋航海的艦隊軍醫長、潛水醫學實驗
隊實驗第1部長。空團醫務長兼空團司令部衛生
主任幕僚。（旧日本海軍連合艦隊航空艦隊司令
部軍醫長）（八戶、下總、館山、硫磺島、南鳥
島（馬庫斯島）、厚木、岩國、大村、鹿屋市、
沖繩縣）

1986年（昭和61年）於山口縣下關市上新地町創立吉水
內科。

1988年（昭和63年）成立醫療法人茜會，就任理事長。

1992年（平成4年）創立昭和醫院（下關市汐入町）。創
立山口縣首個訪問看護站（Akane老人訪問看護
站）。

1996年（平成8年）成立社會福祉法人曉會，就任初代理
事長。次年，創立特別養護老人之家Phoenix。

2000年（平成12年）創立山口縣首個居家綜合照護中心
（下關），為居家高齡者提供照護服務諮詢。

2007年（平成19年）在指定管理者制度下承接北九州市
立門司醫院的營運。

2010年（平成22年）創立西日本看護專門學校。同年辭
去理事長職務。

國家圖書館出版品預行編目資料

失智症的時代：家庭與地區的重生／吉水卓見
著；楊舒絢譯. --初版.--臺中市：白象文化事業
有限公司，2023.5
　　面；　公分
譯自：認知症の時代
ISBN 978-626-7253-79-3（平裝）
1.CST: 失智症 2.CST: 社會問題 3.CST: 日本
415.934　　　　　　　　　　112002301

失智症的時代：家庭與地區的重生

作　　　者	吉水卓見（Yoshimizu Takumi）
翻譯校對	楊舒絢（Yang Shushiuan）
發 行 人	張輝潭
出版發行	白象文化事業有限公司

　　　　　　　412台中市大里區科技路1號8樓之2（台中軟體園區）
　　　　　　　出版專線：（04）2496-5995　　傳眞：（04）2496-9901
　　　　　　　401台中市東區和平街228巷44號（經銷部）
　　　　　　　購書專線：（04）2220-8589　　傳眞：（04）2220-8505

專案主編	黃麗穎
出版編印	林榮威、陳逸儒、黃麗穎、水邊、陳婷婷、李婕
設計創意	張禮南、何佳誼
經紀企劃	張輝潭、徐錦淳
經銷推廣	李莉吟、莊博亞、劉育姍、林政泓
行銷宣傳	黃姿虹、沈若瑜
營運管理	林金郎、曾千熏
印　　　刷	基盛印刷工場
初版一刷	2023年5月
定　　　價	380元

白象文化　印書小舖　出版‧經銷‧宣傳‧設計
www‧ElephantWhite‧com‧tw　PRESSSTORE 出版買賣　f 自費出版的領導者　購書 白象文化生活館